Neglect und assoziierte Störungen

Fortschritte der Neuropsychologie

herausgegeben von
**Prof. Dr. Herta Flor, Prof. Dr. Siegfried Gauggel,
Prof. Dr. Stefan Lautenbacher, Dr. Hendrik Niemann,
Dr. Angelika Thöne-Otto**

Band 1

Neglect und assoziierte Störungen

von

Georg Kerkhoff

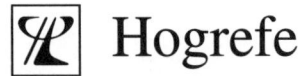 Hogrefe

Göttingen • Bern • Toronto • Seattle

Neglect und assoziierte Störungen

von

Georg Kerkhoff

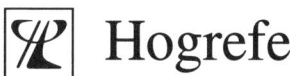 Hogrefe

Göttingen • Bern • Toronto • Seattle

PD Dr. phil. Georg Kerkhoff, geb. 1960. 1979-1985 Studium der Psychologie in Bielefeld. 1989 Promotion. 2000 Habilitation im Fach Neuropsychologie/Klinische Psychologie. Seit 1987 Klinisch-neurowissenschaftliche Tätigkeit in den Bereichen Forschung und Therapie der Abteilung Neuropsychologie des Klinikums München-Bogenhausen. Forschungsschwerpunkte: Zerebrale Seh- und Raumwahrnehmungsstörungen, multimodaler Neglect, räumliche und nichträumliche Hörstörungen sowie somatosensible Störungen nach Hirnschädigung.

Bibliografische Information Der Deutschen Bibliothek
Die Deutsche Bibliothek verzeichnet diese Publikation in der Deutschen Nationalbibliografie; detaillierte bibliografische Daten sind im Internet über <http://dnb.ddb.de> abrufbar.

© Hogrefe-Verlag GmbH & Co. KG, Göttingen • Bern • Toronto • Seattle 2004
Rohnsweg 25, D-37085 Göttingen

http://www.hogrefe.de
Aktuelle Informationen • Weitere Titel zum Thema • Ergänzende Materialien

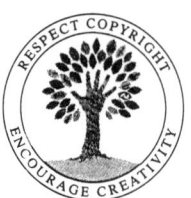
Umschlagbild: © Bildagentur Mauritius GmbH
Satz: Ce Zet Mediengestaltung, Erkerode/Reitling
Druck: Druckerei Kaestner GmbH & Co. KG, 37124 Göttingen
Printed in Germany
Auf säurefreiem Papier gedruckt

ISBN 3-8017-1663-5

Inhaltsverzeichnis

Vowort und Danksagung

In den vergangen Jahren ist die Anzahl der Publikationen zum Thema Neglect enorm angewachsen, was das steigende Interesse an diesem eindrücklichen wie faszinierenden Krankheitsbild belegt. Leider ist es aber auch auf Grund dieser Fülle neuer Informationen für den Einzelnen kaum mehr möglich, den Überblick über neue Ergebnisse und Trends zu behalten, diese zu bewerten oder gar im Alltag umzusetzen. Das vorliegende Buch hat sich daher zum Ziel gesetzt, praxisnah alle relevanten Aspekte des Neglects und der häufig assoziierten Störungen wie der Extinktion, der Unawareness und Posturaler Defizite nach einer Hirnschädigung darzustellen. Da es bislang keine kompakte Darstellung aller verfügbaren Behandlungsansätze für diese Störungen gibt, wurde diesen viel Raum gegeben, um einen größtmöglichen Transfer dieser Ansätze beim Leser in der Praxis zu fördern. Bewusst kürzer gehalten habe ich dagegen den theoretischen Teil, da hierfür bereits hervorragende Lehrbücher existieren.

Ich möchte an dieser Stelle zahlreichen Kollegen für Hinweise und Tipps zu diesem Buch danken. Besonders möchte ich mich bei den Krankengymnastinnen der Abteilung Physikalische Medizin und Rehabilitation sowie der Abteilung für Neuropsychologie des Bogenhausener Krankenhauses für ihre wertvollen Anregungen zur Pusher-Symtomatik und Posturalen Imbalance, sowie Frau Renate Götze für ihre vielfältigen Tipps zur Neglect-Therapie im Alltag, bedanken. Frau Maria Neubauer hat das Manuskript sorgfältig stilistisch überarbeitet und Herr Norbert Troppmann geduldig die zahlreichen Modifikationen des Fragebogens für räumliche Störungen umgesetzt. Zwei Herausgeber haben durch zahlreiche wertvolle Tipps dazu beigetragen, die Qualität des Originalmanuskripts zu verbessern.

Ich wünsche allen Lesern, dass sie die gleiche Faszination wie ich selbst bei der Beschäftigung mit diesem so spannenden Gebiet erleben, und gleichzeitig auch praktisch von den dargestellten Verfahren für ein besseres klinisches Management von Neglectpatienten profitieren.

München, im Juli 2003

1 Beschreibung der Störung

1.1 Erscheinungsbild

Neglect, Hemineglect oder halbseitige Aufmerksamkeitsstörung bezeichnen die Nichtbeachtung von Reizen in der der geschädigten Gehirnhälfte gegenüberliegenden Raum- oder Körperhälfte sowie den verminderten Einsatz der Extremitäten dieser Körperhälfte. Ein Neglect kann in allen Sinneskanälen wie etwa dem Sehen, Hören, Fühlen und Riechen auftreten, sich in der mentalen Vorstellung (repräsentational) oder bei Bewegungen des Armes oder Beines auswirken (motorischer Neglect). Voraussetzung für die Diagnose Neglect ist, dass eine primäre sensorische Beeinträchtigung (Hemianopsie, Hemianästhesie, periphere Hörstörung) oder ein motorisches Defizit (Hemiparese) als alleinige Erklärung für das festgestellte Defizit ausgeschlossen werden kann. Der Neglect gehört zu den schwer zu behandelnden Störungsbildern, unter anderem wegen der fehlenden Einsicht (Unawareness) der Patienten[1] und der vielfältigen Begleitstörungen. Daher weisen Neglectpatienten ein schlechteres Rehabilitationsergebnis auf als andere Patientengruppen und bedürfen intensiver stationärer und ambulanter Rehabilitation (Katz, Hartman-Maeir, Ring & Soroker, 1999).

1.1.1 Visueller Neglect

Patienten mit visuellem Neglect suchen überwiegend mit Augen- und Kopfbewegungen auf der intakten (ipsiläsionalen) Seite, haben eine nach ipsiläsional verlagerte, subjektive Geradeausrichtung im Raum und halbieren Objekte häufig zu weit rechts. Sie übersehen Objekte, Personen und Hindernisse auf der kontraläsionalen Seite oder reagieren zu spät auf sie. Ihr visueller Überblick ist deutlich reduziert und sie beginnen ihre Suche nach einer Person oder einem Gegenstand spontan fast immer auf der ipsiläsionalen Seite. Hier suchen sie wiederholt die gleichen Raumbereiche perseveratorisch ab und können ihren Blick nur schwer in die Kontraläsionale Raumhälfte richten. Viele Patienten in der Akutphase weisen auch eine nach ipsiläsional verschobene Augenposition (konjugierte Blickabweichung) im Ruhezustand auf.

---

[1] Im vorliegenden Buch werden durchgängig Bezeichnungen (Patient, Therapeut, Psychologe, Arzt) stellvertretend für beide Geschlechter verwendet.

Definition und typische Defizite verschiedener Neglectarten

Visueller Neglect

Patient sucht mit Hilfe von Augen- und Kopfbewegungen vorwiegend in seinem ipsiläsionalen Halbraum oder der ipsiläsionalen Körperhälfte. Auslassungen kontraläsionaler Reize beim Schreiben, Lesen, Zeichnen, Halbieren von Linien, Essen, Tischdecken, Rollstuhlfahren und Gehen. Die subjektive Geradeausrichtung ist nach ipsiläsional verschoben; veränderter Blickkontakt (aktiv = Bl. suchen; passiv = Bl. bemerken).

Auditorischer Neglect

Patient reagiert nicht auf Sprach- oder Umgebungsgeräusche aus der kontraläsionalen Raumhälfte bzw. lokalisiert diese falsch. Patient reagiert nicht oder verspätet auf Ansprache von kontraläsional, wendet sich nach ipsiläsional. Wenn mehrere Personen sprechen, wendet sich der Patient der am weitesten ipsiläsional stehenden zu, unabhängig davon wer gerade gesprochen hat. Ipsiläsionale Abweichung der wahrgenommenen subjektiven Geradeausrichtung im vorderen Halbraum.

Somatosensibler Neglect

Patient reagiert nicht auf Berührungsreize oder Schmerzreize (kalte/ heiße Flüssigkeiten; eingeklemmte Finger im Rollstuhl oder in den Speichen des Rollstuhls). Fehllokalisation von Berührungen in der kontraläsionalen Körperhälfte (z. B. wird die Wirbelsäule oft an einer falschen Position wahrgenommen).

Olfaktorischer Neglect

Gerüche, die ausschließlich dem kontraläsionalen Nasenloch angeboten werden, werden ignoriert. Dies spielt im Alltag nur eine geringe Rolle, da sich Gerüche rasch in beiden Raumhälften verteilen und dann mit dem ipsiläsionalen Nasenloch wahrgenommen werden.

Motorischer Neglect

Verminderter Gebrauch des kontraläsionalen Armes/Beines (nicht allein durch Parese verursacht); Arm schwingt beim Gehen nicht mit und wird bei beidhändigen Aktivitäten (Tablett halten, Einkaufswagen schieben) nicht oder zu wenig eingesetzt.

Repräsentationaler Neglect

Patient beschreibt kaum kontraläsionale Details aus einer vorgestellten Szene (eigenes Krankenzimmer, Wohnzimmer in der eigenen Wohnung, Städte auf der Deutschlandkarte), kann jedoch bei Perspektivenwechsel (180°-Rotation) durchaus solche Details beschreiben.

Neglect-
patienten
werden
„magnetisch"
von der rechten
Seite
angezogen

Neglectpatienten werden von Reizen in ihrer ipsiläsionalen Raumhälfte oft wie „magnetisch" angezogen, so dass es ihnen schwerfällt, ihren Blick relevanten Dinge in der anderen Raumhälfte zuzuwenden. Beim Lesen von Schildern, Plänen oder großen Hinweistafeln übersehen sie oft den kontraläsionalen Teil. Hinweispfeile oder Zahlen werden besonders leicht übersehen, da hier die semantische Plausibilitätskontrolle fehlt. Der Neglect manifestiert sich auch beim Lesen (so genannte Neglectdyslexie). Hierbei kommt es überwiegend zu Auslassungen von Wörtern oder ganzen Zeilen, seltener werden einzelne Wortteile vernachlässigt. Letzteres tritt vor allem beim Lesen von Zahlen (Patient liest 33 statt 330 oder 133 statt 1.733) und längeren oder zusammengesetzten Wörtern auf (Patient liest „Meister" statt „Hausmeister"). Neben den raumbezogenen Neglectphänomenen, die bestimmte Raumsektoren betreffen, gibt es auch Neglectphänomene, die nur perzeptuelle Objekte als Ganzes betreffen (z. B. ein Gesicht, eine Pflanze), und zwar unabhängig von deren Position im Raum. Dieser objektzentrierte Neglect ist deutlich seltener als der raumbezogene Neglect, beide Phänomene können aber beim gleichen Patienten gemeinsam auftreten (z. B. beim Textlesen).

1.1.2 Akustischer Neglect

Während Umweltgeräusche oder Stimmen bei Gesunden eine Orientierungsreaktion der Augen, des Kopfes und des Oberkörpers zur Schallquelle hin auslösen, zeigen Neglectpatienten keine solche Reaktion oder wenden sich fälschlicherweise der gesunden (ipsiläsionalen) Seite zu, obwohl sich die Schallquelle in der vernachlässigten Raumhälfte befindet. Diese Störung ist nicht nur auf die Lokalisation von *statischen* Schallquellen begrenzt, sondern betrifft auch die Lokalisation von Personen oder Fahrzeugen, die sich im Raum *bewegen* (z. B. ein Moped fährt von links nach rechts, ein Radfahrer kommt von links und klingelt).

Auch kann es im Gespräch mit mehreren Personen für den Patienten schwierig sein, den jeweiligen Sprecher zu lokalisieren und anzuschauen.

Das Hauptproblem beim akustischen Neglect scheint im Unterschied zum visuellen Neglect weniger die völlige Nichtbeachtung von Geräuschen zu sein (die eher selten ist), als vielmehr die genaue Lokalisation von Schallquellen im vernachlässigten Halbraum, insbesondere wenn mehrere sichtbare und plausible Schallquellen (z. B. Personen) vorhanden sind.

Auch
Geräusche
hinter dem
Patienten
werden falsch
lokalisiert

Diese große *Lokalisationsunsicherheit* kann zu erheblichen Problemen in der sozialen Kommunikation im Alltag führen. Klinisch lässt sich darüber hinaus oft eine Unsicherheit in der Lokalisation oder Wahrnehmung von Geräuschen auch im *Rückraum* des Neglectpatienten beobachten. Vermutlich gibt es unterschiedliche Subtypen des akustischen Neglects (Bellmann, Meuli & Clarke, 2001). Nach parietalen Läsionen kommt es offen-

4

sichtlich eher zu einer Verdrehung des gesamten akustischen Raumes zur ipsiläsionalen Seite, nach Basalganglienläsionen dagegen eher zu einer akustischen Extinktion.

1.1.3 Olfaktorischer Neglect

Der olfaktorische Neglect bezeichnet die Vernachlässigung von Gerüchen in einer Raumhälfte bei intaktem primären Riechvermögen (d. h. es liegt keine Anosmie vor). Im Alltag spielt der olfaktorische Neglect eine untergeordnete Rolle, da sich Gerüche rasch in beiden Raumhälften verbreiten und dann wahrgenommen werden. So ist beispielsweise der Geruch von angebranntem Essen nicht nur punktuell wahrnehmbar, sondern verteilt sich rasch im ganzen Raum. Experimentell lässt sich aber sehr wohl eine Vernachlässigung von Gerüchen nachweisen, die kontranasal dargeboten werden (also an dem Nasenloch, das gegenüber der geschädigten Hirnhemisphäre liegt). Interessanterweise ist die Vernachlässigung von Gerüchen, die experimentell links-nasal dargeboten wurden, am häufigsten, obwohl die Projektionsbahnen im olfaktorischen System zum Cortex hin ungekreuzt verlaufen (d. h. Gerüche am linken Nasenloch werden zunächst in der linken Hemisphäre verarbeitet). Die Asymmetrie des olfaktorischen Neglects unterstreicht die besondere Rolle der rechten Hemisphäre für die räumliche Aufmerksamkeit.

Gerüche verteilen sich rasch in beiden Raumhälften

1.1.4 Somatosensibler und taktiler Neglect

Im Unterschied zur geringen Bedeutung des olfaktorischen Neglects ist der somatosensible Neglect für viele Alltagsbereiche relevant. Er liegt dann vor, wenn Patienten auf kontraläsionale Berührungsreize nicht reagieren, obwohl keine primäre Hemianästhesie der betroffenen Körperhälfte vorliegt. Reaktionen auf schmerzhafte Berührungen bleiben oft aus (Beispiel: Patient fährt mit dem Rollstuhl links an einen Türrahmen oder eine Wand und klemmt sich das Bein ein). Gelegentlich wird auch der Ort der Berührung falsch zugeordnet (Allästhesie). Oft werden Berührungen auf der kontraläsionalen Körperhälfte fälschlicherweise auf der ipsiläsionalen Seite lokalisiert. Die subjektive, taktile Körpermitte ist oft zur intakten Körperhälfte hin verschoben. Beim taktilen Explorieren mit der intakten Hand (im Dunkeln oder bei geschlossenen Augen) wird im kontraläsionalen Halbraum wenig, unsystematisch oder gar nicht gesucht, dafür im ipsiläsionalen Raumbereich perseveratorisch immer wieder an den gleichen Positionen. Ein ähnliches Suchmuster fällt auch im Alltag auf, wenn der Patient die linke Rollstuhlbremse suchen soll, oder aus seiner kontralateral gelegenen Jackentasche etwas herausholen möchte.

Auch schmerzhafte Berührungsreize werden nicht bemerkt

Zusammenfassend werden die hier beschriebenen Phänomene auch als *personaler Neglect* bezeichnet, weil sie sich auf den eigenen Körper des Patienten und den Nah-/Greifraum beziehen.

5

1.1.5 Motorische Neglectformen

Diese lassen sich unterteilen in den motorischen Neglect, die direktionale Hypokinese und die motorische Impersistenz. Die direktionale Hypokinese bezieht sich auf die Schwierigkeit mancher Neglectpatienten, zielgerichtete motorische Aktivitäten mit der gesunden, *ipsiläsionalen* Hand in den kontraläsionalen Halbraum hinein durchzuführen, etwa um nach einer Tasse im kontraläsionalen Halbraum zu greifen. Diese Hypokinesie äußert sich auch in verminderten Kopf- und Augenbewegungen zur Gegenseite. Im Unterschied dazu wird unter motorischem Neglect im wörtlichen Sinn der verminderte *spontane* Einsatz des *kontraläsionalen* Armes oder Beines verstanden, ohne dass dies durch eine Parese allein erklärbar ist.

Der vernachlässigte Arm hängt „unbeteiligt" herunter

Motorische Neglectphänomene
Motorischer Neglect (im engeren Sinn)
Definition: Minderbenutzung der kontraläsionalen Extremitäten, ohne dass dies durch eine Lähmung hinreichend erklärbar ist
Alltagsprobleme
– Mangelnder Gebrauch des Armes bei beidhändigen Aktivitäten
– Arm wird für Schutzreaktionen (etwa beim Sturz) nicht eingesetzt
– Arm schwingt beim Gehen nicht mit
– Fuß wird beim Treppensteigen nicht aktiv mitbewegt, sondern hintergeschleift
Direktionale Hypokinese
Definiton: Kleinamplitudige und verzögerte Greifbewegungen des ipsiläsionalen Armes in den kontraläsionalen Halbraum
Alltagsprobleme
– Patient greift nicht zielgerichtet nach Objekten im kontraläsionalen Halbraum, sondern stattdessen zu Objekten weiter ipsiläsional
– Ähnliches Phänomen bei Augenbewegungen zur kontraläsionalen Seite (zu kleine Amplitude, erhöhte Latenz)
Motorische Impersistenz
Definition: Verminderte Dauer in der Ausübung einfacher motorischer Handlungen über einen kurzen Zeitraum (<10 Sekunden)
Alltagsprobleme
– Patient kann folgende Tätigkeiten nicht für 10 s kontinuierlich ausüben: Augen geschlossen halten, einen Punkt am Tisch fixieren, die Zunge für längere Zeit ausstrecken, beide Arme für einen solchen Zeitraum ausstrecken, oder ein Objekt im kontraläsionalen Halbraum fixieren

1.1.6 Neglect in der Vorstellung (repräsentationaler Neglect)

Der Neglect in der Vorstellung (repräsentationaler Neglect) beschreibt die Vernachlässigung von Reizen beim mentalen Absuchen innerer Vorstellungsbilder. Soll der Patient etwa beschreiben, welche Gegenstände auf der linken und rechten Seite seines Krankenzimmers stehen (ohne dass er sich gerade in diesem Zimmer aufhält!) oder Stadtbezirke seiner Heimatstadt und deren Lage auf einer Karte aufzählen (links oder rechts von der Stadtmitte, bzw links oder rechts auf der Landkarte) oder die Richtung eines nicht sichtbaren Gebäudes in der näheren Umgebung angeben, so ist er auf innere Vorstellungsbilder angewiesen. So kann es beispielsweise vorkommen, dass der Patient nicht angeben kann, in welcher Richtung der Bahnhof liegt, oder diesen fälschlicherweise rechts vermutet, obwohl er in einer anderen Richtung liegt. Auch für die Orientierung in großen Gebäuden (Krankenhaus, Kaufhaus) spielt die räumliche Vorstellung eine Rolle („Wo befindet sich der Fahrstuhl oder der Ausgang"). Im Unterschied zum visuellen Neglect ist der repräsentationale Neglect seltener als der sensorische Neglect: nur etwa 25% der Patienten mit visuellem Neglect weisen einen repräsentationalen Neglect auf (Bartolomeo, D'Erme & Gainotti, 1994).

1.1.7 Raumsektoren und entsprechende Alltagsprobleme

Aus Patientenstudien (s. zusammenfassend Kerkhoff, 2001) sowie aus neurophysiologischen (Colby, 1998) und bildgebenden Studien (z. B. Vallar, Lobel, Galati, Berthoz, Pizzamiglio & Le Bihan, 1999) ist bekannt, dass die unterschiedlichen Raumsektoren (personaler, peripersonaler und extrapersonaler sowie vorgestellter Raum) nicht alle fokal in einer Hirnregion, sondern mehrfach und in sehr verschiedenen Gebieten des Gehirns repräsentiert sind. Abbildung 1 stellt diese Sichtweise schematisch dar. Die unterschiedlichen Raumsektoren sind – mit Ausnahme des vorgestellten (repräsentationalen) Raumes – wie die Schichten einer Zwiebel um den Beobachter herum angeordnet (s. Abbildung 1).

Körper und Raum werden subjektiv als Ganzes empfunden

Da die unterschiedlichen Raumsektoren in verschiedenen Hirnregionen repräsentiert sind, kann es zu Dissoziationen von Neglectphänomenen in den verschiedenen Raumsektoren kommen. So kann ein Patient beispielsweise einen ausgeprägten personalen, aber nur einen geringgradigen extrapersonalen Neglect aufweisen. Implizit verbergen sich hinter den verschiedenen Raumsektoren natürlich auch die unterschiedlichen Sinnesmodalitäten (Hören und Sehen als Fernrezeptorsysteme; Fühlen als Nahrezeptorsystem), so dass eventuelle Dissoziationen in der klinischen Symp-

Für den Fernraum sind Sehen und Hören wichtig

7

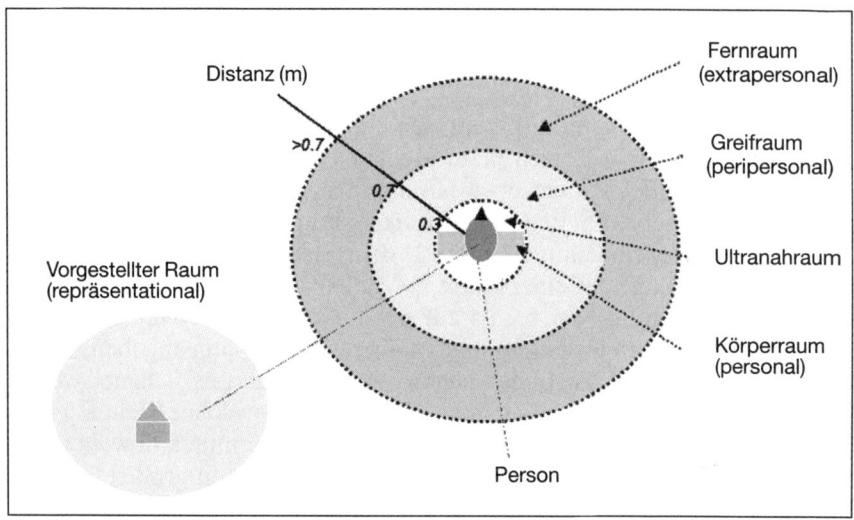

Abbildung 1: Schematisierte Darstellung unterschiedlicher Raumsektoren und ihrer Bezeichnungen. Die Sektoren sind wie die Schichten einer Zwiebel um den Beobachter herum organisiert.

tomatik auch Unterschiede in den verschiedenen Modalitäten des Neglects widerspiegeln. Für die klinische Praxis ist es hilfreich, die spezifischen Neglectdefizite in Abhängigkeit von den Raumsektoren zu betrachten (s. Tabelle 1).

Tabelle 1: Übersicht über die häufigsten neglectbedingten Alltagsdefizite in den verschiedenen Raumsektoren

Ultranahraum/ Körper (personal)	Greifraum (peripersonal)	Außenraum (extrapersonal)	vorgesteller Raum (repräsentational)
– Nichtbeachten von Krümeln am Mundrand – Brillenbügel hängt unter dem linken Ohr – Waschen/ Kämmen oder Schminken links unvollständig – Ankleiden links unvollständig – kontraläsionaler Arm hängt unbeteiligt herunter	– Patient findet Dinge auf Tisch nicht (z. B.: beim Frühstück) – Patient kann keine Ordnung in Regalen oder im Zimmer halten – linke Rollstuhlbremse wird nicht bedient – Nichtbeachten der ausgestreckten Hand anderer Personen	– Personen/Fahrzeuge oder Hindernisse übersehen – Geräusche können nicht lokalisiert werden – Sprecher in Menschengruppe kann nicht lokalisiert werden – Geräusche von hinten können kaum geortet werden	– Patient kann kontraläsionale Details in Haus/ Zimmer nicht beschreiben – Patient weiß die Richtung des Ausgangs im Krankenhaus nicht – Patient kann sich relative Position seines Zimmers nicht vorstellen

8

Ultranahraum/ Körper (personal)	Greifraum (peripersonal)	Außenraum (extrapersonal)	vorgesteller Raum (repräsentational)
– Patient reagiert nicht auf Insekten auf linker Seite – Patient beachtet Bissen in seiner linken Mund-/ Rachenhälfte nicht (Folge: Schluckstörungen) – Patient reagiert nicht auf Schmerz- reize am Arm/Bein	– Tasten auf PC- Tastatur werden kontraläsional nicht gefunden – Vorbeigreifen bei Türklinke/Hand/ Tasse	– Lokalisation visu- eller oder akus- tischer Objekte schwierig – Wunsch anderer Personen nach Blickkontakt wird nicht erkannt (passiv) – kaum Aufnahme von Blickkontakt zu anderen Menschen (aktiv)	– Vorstellung eines Planes (Stadtplan, Grund- risszeichnung, Skizze) schwierig – Patient hat keine Vorstellung von der räumlichen Ausdehnung und Raumlage seiner kontraläsionalen Körperhälfte

1.1.8 Extinktion

Extinktion bezeichnet ein Phänomen, bei dem unter doppelt simultaner Stimulation (DSS) der linken und rechten Körper-, Raum- oder Gesichts- feldhälfte der weiter kontraläsional gelegene Reiz nicht mehr beachtet wird, bei einseitiger Darbietung wird dieser dort aber richtig wahrgenommen.

Extinktion

Unfähigkeit, zwei gleichzeitig an verschiedenen Stellen im Raum bzw. am Körper dargebotene Reize (einer kontraläsional, einer ipsiläsional) wahrzunehmen. Per Definition muss die Verarbeitung einzeln dargebote- ner Reize an beiden Raumpositonen normal oder fast normal sein, um ein elementares sensorisches Defizit auszuschließen (z. B. eine Hemi- anopsie).

Sensorische Extinktion

Werden zwei visuelle, auditorische oder taktile Stimuli gleichzeitig dargeboten, „löscht" der ipsiläsionale den kontraläsional dargebotenen Reiz (d.h. letzterer wird nicht berichtet).

Crossmodale Extinktion

Der kontraläsionale Stimulus von zwei gleichzeitig dargebotenen Reizen aus verschiedenen Sinneskanälen wird gelöscht (z. B. Gesicht von links, Berührung von rechts).

Motorische Extinktion

Bei beidseitigen Tätigkeiten (mit beiden Händen oder beiden Füßen) „vergisst" der Patient häufig seine(n) kontraläsionale(n) Arm/Hand/Fuß einzusetzen.

Extinktion ist
ein häufiges
Problem im
Patientenalltag

Extinktion kann
vom Neglect
dissoziieren

In der akustischen Modalität wird das daran deutlich, dass sich der Patient bevorzugt zu den Schallquellen in der intakten Raumhälfte hinwendet, etwa wenn mehrere Personen sprechen. Bei bilateraler Berührung wird nur von einer Berührung auf der intakten, ipsiläsionalen Seite berichtet. In der visuellen Modalität äußert sich Extinktion dadurch, dass von zwei Personen oft die weiter in der intakten Raumhälfte gelegene Person beachtet wird. Extinktion kann auch über verschiedene Sinneskanäle auftreten (crossmodal), etwa wenn eine verbale Ansprache von rechts und eine Berührung am linken Arm des Patienten gleichzeitig erfolgen. Das Vergessen eines Gegenstandes in der vernachlässigten Hand kann ebenso als Extinktion verstanden werden, wenn der Patient in der gesunden Hand gleichzeitig etwas hält.

1.1.9 Assoziierte Beeinträchtigungen

Räumlich-perzeptive Defizite

Störungen in räumlichen Wahrnehmungsleistungen, wie etwa der Wahrnehmung von Winkeln, der Subjektiven Vertikalen und Horizontalen, der Subjektiven Geradeausrichtung oder der Längen-, Abstands-, Form-, Entfernungs- oder Geschwindigkeitswahrnehmung treten am häufigsten nach temporo-parietalen oder parieto-occipitalen Läsionen auf. Da die Läsionen von Neglectpatienten diese Hirnregionen oft miteinschließen, finden sich bei ihnen oft räumliche Beeinträchtigungen. Diese können sich im Alltag folgendermaßen auswirken:

– Körper und Kopf sind abnorm zur ipsiläsionalen Seite geneigt (s. a. Kapitel 1.2.2). Dies erschwert die Wahrnehmung der Raumorientierung zusätzlich.
– Der Patient sitzt schief, seitlich verdreht, oder zu weit weg vom Tisch, so dass er an diesem schlecht hantieren kann.
– Der Patient sitzt schief auf einem Sitz im Bus und kann daher leicht stürzen.
– Entfernungen oder die Geschwindigkeit von Fahrzeugen werden falsch eingeschätzt, so dass das Überqueren einer Straße problematisch wird.
– Die Uhrzeit wird falsch abgelesen (Analoguhr), weil räumlich ähnliche Zeigerstellungen verwechselt werden (z. B. „zehn vor elf" statt „zehn vor zwölf"; der Winkelunterschied der Stundenzeiger ist gering und wird daher leicht verwechselt).
– Die Breite einer Durchfahrt (etwa an der Supermarktkasse) oder einer Türöffnung (zum WC) wird falsch eingeschätzt. Der Patient stößt mit dem Rollstuhl an oder muss umkehren.

Aufmerksamkeitsdefizite

Drei wesentliche Leistungen der visuellen Aufmerksamkeit werden in gegenwärtigen Aufmerksamkeitstheorien üblicherweise unterschieden: Selektivität, Dauer und Aufmerksamkeitsteilung (s. Tabelle 2). Neglectpatienten weisen oft Defizite in allen drei Bereichen auf. Aufgrund ihrer Einbußen in der *selektiven Aufmerksamkeit* können sie sich nur kurz auf eine Tätigkeit konzentrieren. Oft ist ihre *Daueraufmerksamkeit* so reduziert, dass bei längerer Beanspruchung die Neglectsymptomatik wieder zunimmt. Ihre Einbußen in der *Aufmerksamkeitsteilung* verursachen Probleme im Alltag, wo das gleichzeitige Durchführen zweier Tätigkeiten häufig notwendig ist. Ob diese Aufmerksamkeitsdefizite nun als assoziierte Störungen oder als der Kern des Neglectsyndroms anzusehen sind, wird in den aktuellen Neglecttheorien sehr unterschiedlich diskutiert (s. Kapitel 3.5 dazu). Unabhängig von diesem bislang unentschiedenen Disput ist es eine klinische Tatsache, dass viele Neglectpatienten solche Aufmerksamkeitsstörungen haben, die auch für die Neglectbehandlung relevant sind.

Tabelle 2: Wesentliche Aufmerksamkeitsleistungen im Alltag (modifiziert nach Posner & Driver, 1992)

Aufmerksamkeits-leistung	Beschreibung	Beispiel
Selektivität	Fähigkeit, sich auf einen Reiz zu konzentrieren und andere zu ignorieren	Suchen und Finden des richtigen Wegweisers zur U-/S-Bahn während der Rushhour
Dauer	Ausübung einer Aktivität über längere Zeit	Im Kaufhaus einen längeren Einkauf mit Rückweg bewältigen
Aufmerksamkeitsteilung und exekutive Kontrolle	Fähigkeit, zwei Handlungen gleichzeitig auszuüben	In der U-Bahn sitzen, sich dabei mit einem Begleiter unterhalten und rechtzeitig bei der richtigen Station aussteigen

Auch taktile und akustische Aufmerksamkeitsleistungen sind gestört

Zeitwahrnehmungsstörungen

Zeitwahrnehmung beinhaltet das subjektive Einschätzen vergangener Zeit („Wie lange warte ich schon hier?"), das aktive Abschätzen eines Zeitraums in der nahen Zukunft („In fünf Minuten muss ich zur U-Bahn losgehen") und das Einschätzen des Zeitbedarfs für Handlungen, besonders wenn diese mit der Fortbewegung im Raum verbunden sind („Wie lange brauche ich mit dem Rollstuhl von zu Hause bis zur U-

Bahn?"). Viele Neglectpatienten scheinen bei diesen Aufgaben auch Defizite aufzuweisen, die ihre Störungen in der räumlichen Dimension verstärken oder mit ihnen ungünstig interagieren. Der Grund hierfür ist vermutlich darin zu sehen, dass parietale Hirnstrukturen beider Hirnhälften nicht nur für räumliche, sondern auch für zeitliche Aufmerksamkeitsprozesse relevant sind (Coull & Nobre, 1998). Im Alltag treten oft auch dann gravierende Probleme auf, wenn räumliche und zeitliche Wahrnehmung ineinander greifen müssen. Dies ist etwa dann der Fall, wenn Neglectpatienten die Dauer oder Entfernung eines zurückzulegenden oder soeben zurückgelegten Weges einschätzen sollen oder den Zeitbedarf für eine Handlung (etwa das Kochen eines Mittagessens) einschätzen sollen. Weitere assoziierte Störungen sind in Tabelle 3 aufgelistet.

Raum und Zeit interagieren vielfältig miteinander

Tabelle 3: Häufigkeit assoziierter Defizite beim Neglect. Genaue Literaturangaben finden sich in Kerkhoff (2001). Prozentangaben mit (*) beziehen sich auf Patienten mit kleinen parietalen Läsionen ohne Parese

Defizit	Frequenz
Homonyme Gesichtsfeldausfälle (Hemianopsie, Quadrantenanopsie)	70 – 90%
Hemianästhesie (gestörte Berührungs-, Positions- und Schmerzwahrnehmung in der kontraläsionalen Körperhälfte)	63%
Hemiplegie/-parese	95-100%
Pseudoparese der Hand	90%*
Abnorme Finger- und Handstellungen	67%*
Ipsiläsionale Abweichung der Körpervertikalen im Stand	70%
Verstärkte Schmerzen, Vermeidung von Bewegungen mit der kontraläsionalen Körperhälfte (Arm/Bein)	34%*
Konjugierte Blickabweichung nach ipsiläsional (1 – 3 Monate nach der Hirnschädigung)	30-50%
Störungen der Subjektiven Visuellen und Taktilen Vertikalen und Horizontalen	90%
Rasche Ermüdbarkeit, reduzierte Daueraufmerksamkeit, Probleme bei Dual-Task-Aufgaben	ca. 70%

Sensomotorische, kognitive und emotionale Begleitstörungen

– Etwa 70% aller Neglectpatienten weisen homonyme, meist linksseitige Gesichtsfeldausfälle auf (Sterzi et al., 1993). Neglectpatienten mit zusätzlichen Gesichtsfeldausfällen sind objektiv schwerer beeinträchtigt als solche mit intaktem Gesichtsfeld (z. B. im Lesen, da hierfür intakte zentrale Gesichtsfeldregionen wichtig sind).

12

- Sensomotorische Defizite des Armes und Beines liegen ebenfalls in fast allen Fällen vor und beeinträchtigen die Haltungsstabilisierung, die Transfers und die Mobilität der Patienten.
- Neglectpatienten mit Läsionen der Basalganglien oder des frontolateralen Cortex weisen zusätzlich auch Perseverationstendenzen und eine mangelnde kognitive Flexibilität auf.
- Patienten mit rechtshemisphärischen Schädigungen erscheinen oft emotional indifferent, d. h. ihre emotionalen Reaktionen erscheinen wenig modulierbar und dem Krankheitszustand unangemessen.

Isolierter Neglect ohne assoziierte Störungen ist selten

1.1.10 Posturale Imbalance (PI) und Pusher-Symptomatik

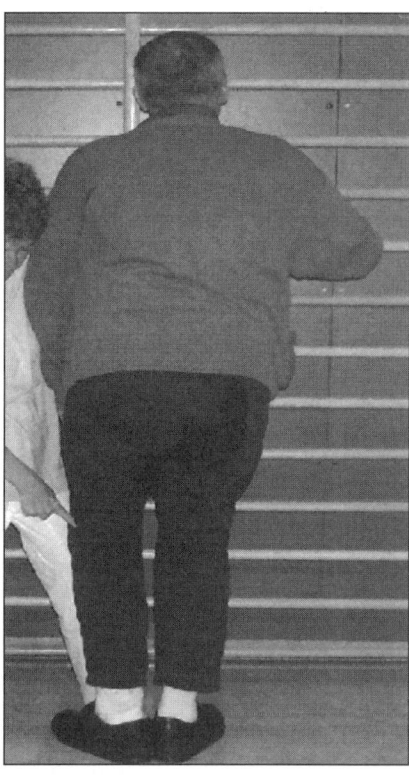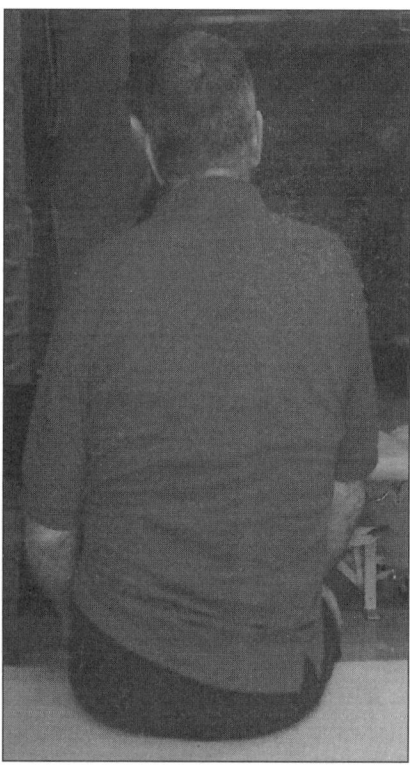

Abbildung 2: Darstellung einer posturalen Imbalance bei einem rechtshemisphärisch geschädigten Patienten mit linksseitiger Hemiparese im Stehen (links) sowie im Sitzen (rechts). Der Patient belastet das gesunde (rechte) Bein deutlich mehr und seine Körperachse ist zur gesunden Seite hin verlagert. Auch im Sitzen fällt eine deutliche Asymmetrie zur rechten Seite mit hängenden Schultern auf der linken Seite auf.

Patienten mit einer Hemiparese oder Hemiplegie infolge einer einseitigen Hirnschädigung neigen dazu, ihr gesundes Bein *mehr* und das paretische Bein *weniger* zu belasten (Posturale Imbalance, PI; vgl. Pérennou, Amblard, Leblond, & Pélissier, 1998; s. a. Abbildung 2). Dieses Phänomen tritt auch im Sitzen auf. Deshalb haben diese Patienten oft Gleichgewichtsprobleme, sind bei Transferleistungen behindert oder stürzen dabei und benötigen permanente Hilfe anderer Personen.

Neglectpatienten sind oft unfallgefährdet

Insbesondere die rechtshemisphärisch geschädigten Patienten mit einer linksseitigen Hemiparese weisen häufig eine PI auf, die mit einer deutlichen Verlagerung ihres Standschwerpunktes (Center of Gravity) zur ipsiläsionalen Seite sowie einer größeren Variabilität beim Stehen oder Sitzen assoziiert ist. Diese PI bildet sich im Rahmen der Hemiparese bei rechtshemisphärisch geschädigten Patienten langsamer als bei linkshemisphä-

Posturale Probleme häufiger bei linksseitiger Hemiparese

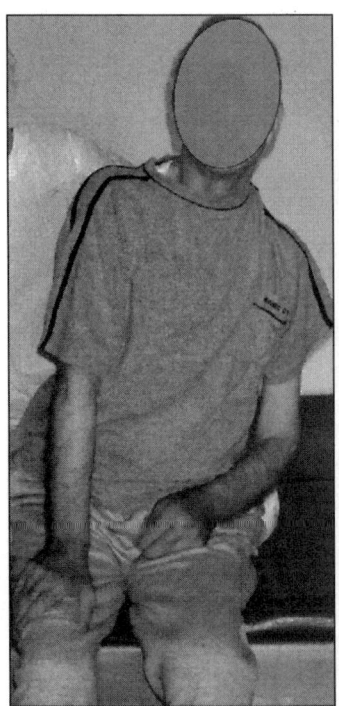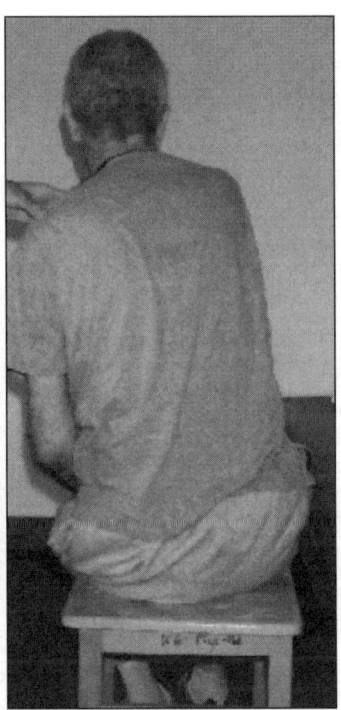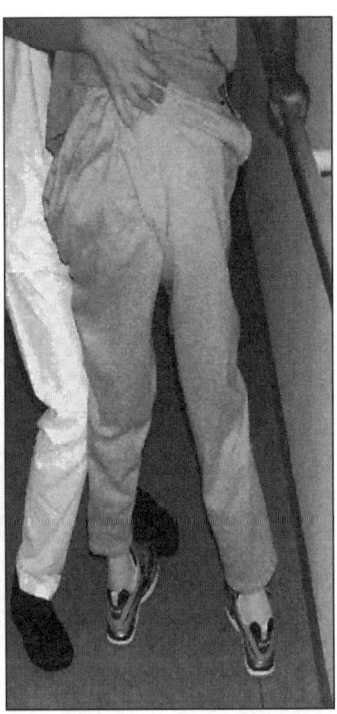

Abbildung 3: Darstellung des aktiven Wegdrückens zur hemiparetischen Seite hin („Pusherverhalten") bei einem Patienten mit rechtshemisphärischer Hirnschädigung und linksseitiger Hemiparese im Sitzen und Stehen. Links: der Patient drückt sich aktiv mit der Hand und dem Bein von seiner rechten Seite (im Bild links) zur paretischen Seite; Mitte: Vorverlagerung der rechten, ipsiläsionalen Schulter beim aktiven Drücken (Pushen) zur kontralateralen Seite beim gleichen Patienten; rechts: typische Fußstellung beim gleichen Patienten: der Patient drückt sich mit dem rechten Bein deutlich zur linken (paretischen) Seite ab, dabei steht das linke Bein so nah beim rechten, dass der Patient auf die linke Seite fallen würde, wenn ihn die Therapeutin nicht stützen würde.

risch geschädigten Patienten (mit rechtsseitiger Parese) zurück. Neglect-patienten profitieren in der Regel auch weniger von einer krankengymnastischen Behandlung, da sie ihr vernachlässigtes Bein weniger beachten und benutzen und das in der Therapie Gelernte weniger umsetzen. In der Summe führen die genannten Faktoren dazu, dass Neglectpatienten (mit rechtshemisphärischen Läsionen) eine ungünstige Prognose hinsichtlich ihres motorischen Outcomes haben.

Von der PI abzugrenzen ist die sogenannte Pusher-Symptomatik, die als aktives Wegdrücken hemiplegischer oder hemiparetischer Patient mit der nichtgelähmten Hand zur *gelähmten, kontraläsionalen Seite* definiert ist (Karnath, Brötz & Götz, 2001; s.a. Abbildung 3). Die Pusherpatienten nehmen demnach genau die entgegengesetzte Körperhaltung ein *(Körperneigung nach kontraläsional)* wie die Patienten mit Posturaler Imbalance bei Hemiparese *(Körperneigung nach ipsiläsional)*. Bei vielen Pusherpatienten kommt es zum Umfallen zur paretischen Seite.

Pusher fallen auf die paretische Seite

Eine apparative Messung des Standschwerpunktes ist bei Pusherpatienten in der Akutphase aufgrund der akuten Fallneigung oft nicht möglich. Das aktive Wegdrücken tritt sowohl im Stehen als auch im Sitzen und manchmal sogar im Liegen auf.

1.1.11 Mangelnde Einsicht (Unawareness)

Zum Neglect gehört die Störung der Awareness (mangelnde Krankheitseinsicht) *fast immer* als Kernmerkmal dazu. Awareness bezeichnet die Fähigkeit eines hirngeschädigten Patienten, Defizite als Folge der Hirnschädigung an sich selbst wahrzunehmen sowie deren Konsequenzen für sich vorauszusehen. Am häufigsten wird die Awareness für die Hemiparese und die Hemianopsie oder Quadrantenanopsie untersucht, weil beide Defizite konkret untersuchbar sind und objektive Daten (die Untersuchungsergebnisse) mit den subjektiven Daten (der Patientensichtweise) direkt verglichen werden können.

Die folgenden Fallbeispiele beschreiben anschaulich, wie sich die Schilderungen von zwei Patienten unterscheiden, die beide eine Hemianopsie aufweisen, von denen der eine jedoch zusätzlich auch einen Hemineglect zeigt. Die Ätiologie war im ersten Fall ein Posteriorinfarkt rechts, im zweiten Fall ein Mediainfarkt rechts mit Beteiligung der parietalen Astgruppe, der zum linksseitigen Gesichtsfeldausfall und visuellen Neglect führte. Objektiv zeigten beide Patienten vergleichbare Störungen beim Textlesen, beim visuellen Absuchen von Suchvorlagen sowie ein deutlich verkleinertes Suchfeld im blinden Halbfeld. Trotz vergleichbarer Störungen bemerkte der Neglectpatient keine relevanten Probleme (Modifiziert nach Kerkhoff 1999; Abdruck mit Genehmigung des Thieme-Verlags).

Fallbeispiel 1

U: Haben Sie irgendwelche Veränderungen im Sehen seit Ihrer Erkrankung (Hirnschädigung) bemerkt?

HH: Ja, ich sehe auf der linken Seite schlecht. Und das Lesen geht auch nicht mehr so schnell wie früher.

U: Wie würden Sie Ihre Leseprobleme beschreiben?

HH: Es geht einfach nicht mehr so schnell wie früher und strengt mich mehr an. Am Anfang der Zeile lasse ich manchmal was aus. Das merke ich oft erst später, wenn der Inhalt dann komisch klingt. Wenn ich am Ende einer Zeile dann den nächsten Zeilenanfang suche, finde ich ihn manchmal nicht. Oder ich lasse manchmal eine Zeile aus.

U: Gibt es sonst noch irgendwelche Sehprobleme seit Ihrer Erkrankung?

HH: Ja, ich sehe die Leute links manchmal zu spät und stoße deshalb manchmal an.

U: Wie ist es mit der Orientierung draußen?

HH: Die ist schlecht. Wenn viel los ist, brauche ich viel länger, bis ich etwas finde, besonders links.

Fallbeispiel 2

U: Haben Sie irgendwelche Veränderungen im Sehen seit Ihrer Erkrankung bemerkt?

N: Nein, nicht dass ich wüßte. Oder doch, die Brille stimmt irgendwie nicht mehr.

U: Haben Sie irgendwelche Veränderungen im Lesen bemerkt?

N: Nein, eigentlich nicht.

Vage Angaben in der Anamnese

U: Lassen Sie manchmal Worte auf einer Seite aus, wenn Sie etwas Lesen?

N: Ist mir noch nicht aufgefallen.

U: Haben Sie festgestellt, dass Sie auf einer Seite schlechter sehen, zum Beispiel auf der linken Seite?

N: Das linke Auge ist in Ordnung.

U: Stoßen Sie manchmal an Hindernisse auf einer Seite an oder übersehen Sie Personen auf einer Seite häufiger als früher?

N: Ja, ich stoße manchmal an, das stimmt. Aber das liegt auch daran, dass hier soviele Leute unterwegs sind und die Leute so rücksichtslos sind.

U: Wie ist die Orientierung draußen?

N: Alles was ich finden will, finde ich auch.

HH = Patient mit linksseitiger Hemianopsie
U = Untersucher
N = Patient mit linksseitigem Neglect

Hemianopische Patienten weisen in der akuten Phase (< 2 Wochen nach der Hirnschädigung) auch eine Unawareness für ihren Gesichtsfeldausfall auf, allerdings sind dies meist nicht die Patienten mit occipitalen Läsionen, sondern Patienten mit großen, parieto-temporalen Läsionen im Mediastromgebiet (Celesia, Brigell & Vaphiades, 1997). Später (> 2 Wochen nach der Schädigung) berichten die meisten hemianopischen Patienten ohne Neglect auf entsprechendes systematisches Befragen hin zutreffend visuell bedingte Lese- und Orientierungsprobleme, wie das Anstoßen an Hindernisse oder das Übersehen von Personen und Fahrzeugen im Raum (Kerkhoff, Schaub & Zihl, 1990). Dagegen sind die subjektiven Angaben von Neglectpatienten in einer Anamnese häufig unpräziser, unzutreffender und gehen an der Frage des Untersuchers vorbei. Eine Überprüfung der eigenen Erkrankung, der daraus folgenden Funktionsbeeinträchtigungen sowie deren Auswirkungen im Alltag findet bei Neglectpatienten in den ersten Monaten nach der Hirnschädigung kaum statt. Neglectpatienten, die ihren assoziierten Gesichtsfeldausfall leugnen, weisen meist rechtsparietale Läsionen auf (Koehler, Endtz, Te Velde, & Hekster, 1986).

Die Unawareness betrifft auch die eigene Zukunft

Nach der Akutphase (> 3 Monate seit der Läsion) beginnen Neglectpatienten ansatzweise und in bestimmten Situationen zu realisieren, dass sich etwas Gravierendes für sie geändert hat. Dies zeigt, dass (Un)Awareness kein statischer und distinkter Zustand ist, sondern eher als komplexes Kontinuum betrachtet werden kann, das von der völligen Leugnung eigener Beschwerden bis hin zur adäquaten Einsicht in bestehende körperliche oder kognitive Defizite reichen kann (s. Phasenmodell der Awareness in

Globale Unawareness	Informelle Awareness	Auftauchende Awareness	Vorausschauende Awareness
Nichtwahrnehmen/ Leugnen der Störung. Überraschte Reaktion auf Demonstration des Defizits durch andere.	Patient beschreibt sein Defizit verbal. Reagiert jedoch nicht auf Demonstration des Defizits.	Defizit wird im Moment eines Versagens wahrgenommen, dies hat jedoch keine weiteren Konsequenzen.	Patient weiß um das Defizit und berücksichtigt es im Alltag entsprechend. Erwägt Konsequenzen und deren Auswirkungen für sich.
„Ich stoße nicht an und finde mich auch gut in der Stadt zurecht!" Patient verläuft sich. „Daran ist das Chaos in der Stadt schuld! Da verläuft sich ja jeder."	„Meine Therapeutin sagt immer, ich habe einen Neglect." Auf der Straße stößt der Patient mit einem Radfahrer zusammen, der von links kommt.	„Jetzt habe ich das Schild zum Supermarkt links wieder nicht gesehen, weil ich nur auf der rechten Seite gesucht habe!"	„Ich vergesse manchmal, meinen linken Arm zu benutzen. Der hängt dann beim Laufen so runter. Bitte sagen Sie mir, wenn das wieder passiert!"

ZEIT SEIT DER HIRNSCHÄDIGUNG

Abbildung 4: Phasen der Awareness verdeutlicht am Beispiel eines Neglectpatienten. Der Phasenverlauf ist in etwa parallel zur Zeit seit der Hirnschädigung (d.h. von links nach rechts).

(Un)Awareness
ist kein
distinkter
Zustand, eher
ein Kontinuum

Abbildung 4). Die Übergänge zwischen den vier dargestellten Phasen der Awareness sind dabei fließend.

1.2 Epidemiologische Daten

1.2.1 Häufigkeit von Neglect und Extinktion

30% haben
chronischen
Neglect nach
rechtshemis-
phärischer
Läsion

Neglect und Extinktion sind insbesondere bei rechtshemisphärisch geschädigten Patienten keine seltenen Störungen. So kann man davon ausgehen, dass etwa ein Drittel der rechtshemisphärisch und ein Achtel der linkshemisphärisch geschädigten Patienten in der chronischen Phase (> 3 Monate nach der Läsion) einen Neglect aufweisen (s. Tabelle 4). Für die Extinktion liegen ähnliche Zahlen vor (s. Tabelle 5), allerdings persistieren hier die Defizite unverändert bis zu Jahren nach der Hirnschädigung.

Tabelle 4: Häufigkeit kontraläsionaler, visueller Neglectphänomene nach links- versus rechtshemispärischer Hirnschädigung in Prozent. Genaue Literaturangaben finden sich in Kerkhoff (2001). N: Stichprobenumfang; LHS/RHS: linkshemispärische bzw. rechtshemispärische Hirnschädigung; akut: Untersucht innerhalb von 2 Wochen nach der Läsion; chronisch: Untersuchung 3 Monate nach der Läsion

Studie	Strichprobe (N-LHS/N-RHS)	Läsion links	Läsion rechts
Battersby, Bender, Pollack & Kahn, 1956	27/43	11% akut	28% akut
Ogden, 1985	56/45	50% akut	44% akut
Vallar & Perani, 1986	—/110	—	43% akut
Stone et al., 1991	33/37	33% akut	53% akut
Stone et al., 1991	33/37	13% chronisch	33% chronisch

Tabelle 5: Häufigkeit kontraläsionaler Extinktionsphänomene in verschiedenen Modalitäten nach links- versus rechtshemispärischer Hirnschädigung (in Prozent). Legende wie in Tabelle 4

Studie	Modalität	Strichprobe (N-LHS/N-RHS)	Läsion links	Läsion rechts
Schwartz, Marchok, Kremers, Kreinick & Flynn, 1979	taktil	112/122	39% (akut)	69% (akut)
De Renzi, Gentilini & Pattacini, 1984	akustisch	75/69	36% (akut)	44% (akut)

18

1.2.2 Häufigkeit der Posturalen Imbalance und der Pusher-Symptomatik

Genaue Zahlen zur Häufigkeit der Posturalen Imbalance und der Pusher-Symptomatik sind rar. Tabelle 6 fasst die verfügbaren Informationen zu beiden Störungen zusammen. Demnach scheint die klassische Pusher-Symptomatik mit einem aktiven Wegdrücken des Patienten zur kontraläsionalen Seite hin vergleichsweise selten zu sein: nur etwa 10% der links- wie rechtshemisphärisch geschädigten Patienten zeigen eine entsprechende Störung. Eine Hemisphärenasymmetrie fand sich in der Studie von (Pedersen et al., 1996) nicht. Karnath et al. (2001) fanden dagegen nach rechtshemisphärischen Läsionen häufiger eine Pusher-Symptomatik als nach linkshemisphärischen Läsionen.

10% Pusher-patienten nach unilateralen Läsionen

Eine Posturale Imbalance ist häufig bei hemiparetischen Patienten anzutreffen (s. Tabelle 6), schätzungsweise sind in der Akutphase (bis 3 Monate nach der Läsion) mindestens 50% der Patienten davon betroffen. Hier zeigt sich quer durch eine Reihe von Studien immer wieder, dass linksparetische Patienten (mit einer rechtshemisphärischen Läsion) häufigere und größere Balanceprobleme haben als rechtsparetische Patienten nach einer linkshemisphärischen Läsion.

Tabelle 6: Häufigkeit der Pusher-Symptomatik und der Posturalen Imbalance (PI) nach unilateraler Hirnläsion und kontralateraler Hemiparese. N: Stichprobenumfang; LHS/RHS: linkshemisphärische bzw. rechtshemisphärische Hirnschädigung

Studie	Strichprobe (N-LHS/N-RHS)	Symptomatik	Läsion links	Läsion rechts
Pedersen et al., 1996	Gesamt: 327	Pusher	10.4%	10.4%
Karnath et al., 2001	22/27	Pusher	43%	57%
Hesse et al., 1994	8/12	PI	leicht gestört	stark gestört
Rode et al., 1997	15/15	PI	leicht gestört	stark gestört

1.2.3 Häufigkeit einer Unawareness für Hemiparese und Hemianopsie

Tabelle 7 fasst die verfügbaren Daten zur Häufigkeit einer Unawareness für die Hemiparese oder einen homonymen Gesichtsfeldausfall nach Hirnschädigung zusammen. Beide Formen der Unawareness finden sich in allen Untersuchungen häufiger nach rechtshemisphärischer Läsion, treten aber auch nach linkshemisphärischen Läsionen auf. Die Häufigkeit ist bei akuten Patienten erwartungsgemäß höher als bei chronischen Patienten.

Tabelle 7: Häufigkeit einer Unawareness für eine Hemiparese oder einen homonymen Gesichtsfeldausfall nach links- versus rechtshemispärischer Hirnschädigung (in Prozent). N: Stichprobenumfang; LHS/RHS: linkshemisphärische bzw. rechtshemisphärische Hirnschädigung; akut: Untersucht innerhalb von 2 Wochen nach der Läsion; chronisch: Untersuchung 3 Monate nach der Läsion oder später

Studie	Unawareness für ...	Strichprobe (N-LHS/N-RHS)	Läsion links	Läsion rechts
Koehler et al., 1986	Gesichtsfeld-ausfall	10/28	70% (akut)	89% (akut)
Kerkhoff et al., 1990	Gesichtsfeld-ausfall u. andere Sehstörungen	84/75	1.4% (chronisch)	17.3% (chronisch)
Cutting, 1978	Hemiparese	22/48	14% (akut)	58% (akut)
Starkstein et al., 1992	Hemiparese	16/37	21% (akut)	51% (akut)

2   Ätiologie und Läsionslokalisation

Neglect, Extinktion, Unawareness und posturale Störungen treten nach einer Reihe unterschiedlicher Ätiologien und Läsionen auf.

– *Neglect:* Am häufigsten tritt ein Neglect nach ausgedehnten Mediainfarkten der zentralen und parietalen Astgruppe und nach ausgedehnten Postsiorinfakten mediotemporal (Mort et al. 2003). Er findet sich häufiger nach Schädigungen der rechten Großhirnhemisphäre und ist dort auch stärker ausgeprägt. Stammganglien- und Thalamusblutungen oder -infarkte sowie dorsolaterale, frontale Läsionen nach Mediainfarkten verursachen ebenfalls eine Halbseitenvernachlässigung, dies allerdings

seltener (s. Tabelle 8). Der sogenannte „frontale" Neglect bildet sich im Unterschied zu den anderen Neglectformen rascher und fast vollständig spontan innerhalb eines Jahres zurück (Mattingley, Bradshaw & Bradshaw, 1994).
– *Extinktion:* Eine visuelle und taktile Extinktion tritt vor allem nach kleinen parietalen oder frontolateralen Läsionen (Schwartz et al., 1979; Smania et al., 1998) sowie nach subkortikalen (Basalganglien, Thala-

Tabelle 8: Häufige Läsionsorte bei Patienten mit kortikalem bzw. subkortikalem visuellem Neglect. Genaue Literaturangaben finden sich in Kerkhoff (2001) und Mort et. al. (2003).

Anatomische Struktur (kortikal)	Läsion
Medialer parahippcampaler Kortex	ca. 80%
Insulärer Kortex	ca. 70%
Superiorer posteriorer Temporallappen (Brodman Area 22, 37)	45%
Inferiorer Parietallappen (Brodman Area 40, 7)	ca. 30%
Dorsolateral frontal (Brodman Area 4, 6, 44, 45, 46)	ca. 15%
Anatomische Struktur (subkortikal)	**Läsion**
Thalamus (Nucleus pulvinaris)	75%
Basalganglien (Putamen)	73%
Basalganglien (Nucleus caudatus)	38%

mus) Läsionen auf. Akustische Extinktion tritt auch selektiv nach Schädigungen der Hörstrahlung auf (De Renzi et al., 1984).

– *Unawareness:* Die Unawareness für eine Hemiparese oder einen Gesichtsfeldausfall kann dissoziieren. Diese Dissoziation erklärt sich durch die unterschiedlichen Läsionsorte, die den beiden Formen der Unawareness zugrundeliegen. Der kritische Läsionsort für die Unawareness bei homonymen Gesichtsfeldausfällen ist der rechte Parietallappen (Koehler et al., 1995), die typischen Läsionen für die Unawareness bei Hemiparese umfassen die Basalganglien und die weiße Substanz (Ellis & Small, 1997). Darüber hinaus begünstigen diffus-disseminierte Mikroläsionen in beiden Hemisphären die Entstehung und Aufrechterhaltung einer Unawareness (Starkstein, Fedoroff, Price, Leiguarda & Robinson, 1993).

Unawareness für Hemiparese und Hemianopsie dissoziierbar

– *Pusher/Posturale Imbalance:* Die kritischen Läsionen für die Pusher-Symptomatik liegen zentriert u. a. im posterolateralen Thalamus (Karnath, Ferber & Dichgans, 2000). Allerdings weisen Pusherpatienten insgesamt sehr ausgedehnte Läsionen auf, so dass auch die *Läsionsgröße* wichtig für die Ausprägung der Symptomatik sein kann. Die kritischen Läsionen für eine ausgeprägte Störung der PI liegen im temporo-parieto-occipitalen Übergangsbereich (TPO-Kortex), wo zahlreiche sensorische Afferenzen zusammenkommen und mit vestibulären sowie räumlichen Informationen konvergieren (Pérennou et al., 2000).

Thalamus und temporo-parietaler Kortex wichtig für Posturale Kontrolle

Abgesehen vom Läsionsort spielt die *Läsionsgröße* für die Entstehung eines Neglects (Mort et al. 2003), einer Unawareness oder Posturalen Störung auch eine wichtige Rolle.

21

3 Störungstheorien und Erklärungsmodelle

3.1 Neglecttheorien

Frühe Erklärungsmodelle haben die elementar-sensorischen Defizite in den drei Hauptmodalitäten sowie generelle kognitive Einbußen in der Genese des multimodalen Neglects betont (ausführlichere Literatur zu den Neglect-modellen findet sich bei Karnath, 2002 und Kerkhoff, 2001). Es ist zweifellos richtig, dass diese häufig assoziierten Störungen (s. a. Kapitel 1.1.9) den Neglect verschlimmern und einen ungünstigen Einfluss auf das Rehabilitationsergebnis haben. Da Neglect und Extinktion jedoch auch ohne elementar-sensorische oder kognitive Einbußen auftreten, können diese assoziierten Störungen nicht als Hauptursachen von Neglect und Extinktion gelten. Neuere Theorieansätze lassen sich vier Gruppen zuordnen.

Sensorische Störungen verschlimmern Neglect, verursachen ihn aber nicht

Gegenwärtige Neglecttheorien
Aufmerksamkeitstheorien
Neglect wird gesehen als …   – Übersteigerung der Orientierungsreaktion zur ipsiläsionalen Seite aufgrund der Beeinträchtigung des Aufmerksamkeitsvektors für die kontraläsionale Raumhälfte (Vektormodell nach Kinsbourne).   – Ergebnis der Zerstörung eines neuronalen Netzwerkes zur Aufmerksamkeitslenkung in beide Raumhälften; dieses Netzwerk ist überwiegend rechtshemisphärisch organisiert (Heilman-Modell).   – Ergebnis der Beeinträchtigung eines vorwiegend rechtshemisphärisch organisierten Zentrums zur Selektion bedeutungsvoller sensorischer Reize im Raum (kontra- und ipsiläsional) sowie zur Raumexploration (Mesulam-Modell).   – Unfähigkeit, Aufmerksamkeit von einem ipsiläsionalen Focus auf einen neuen kontraläsionalen Focus zu verlagern (Posner-Modell).   – Einbuße der Daueraufmerksamkeit, die dann zu nichtlateralisierten Störungen in beiden Halbfeldern führt (Robertson-Modell).
Repräsentationale Theorien
– Wahrnehmung sensorischer Ereignisse erfordert deren mentale Repräsentation. Neglect resultiert aus der gestörten mentalen Repräsentation des kontraläsionalen Raumes bzw. der kontraläsionalen Körperhälfte (Bisiach-Modell).   – Jede Hemisphäre enthält eine topographisch organisierte Gedächtnis-Landkarte der kontralateralen visuellen Welt, die bei Neglect einseitig gestört ist (Gaffan-Modell).

- Unterschiedliche Teile des Körpers und Außenraumes sind motorisch in verschiedenen Netzwerken repräsentiert. Eine Läsion der entsprechenden Strukturen verursacht einen Neglect des Körpers und/oder Außenraumes (Rizzolatti-Modell).

Transformationstheorien

- Handeln und Orientieren im Raum erfordert die Transformation der einströmenden sensorischen Informationen in körperzentrierte Koordinaten (augen-, kopf-, hand-, arm- und rumpfzentriert). Diese Koordinatentransformation ist möglicherweise beim Neglect gestört, bzw. mit einem systematischen, ipsiläsionalen Fehler behaftet (Jeannerod-Biguer-Modell).
- Das Modell von Karnath geht dabei von einer Rotation des Raumes um die Rumpf- oder Kopfmittelachse herum im vorderen und hinteren Raum aus.
- Das Modell von Vallar postuliert eine Translation (gleichseitige Verschiebung) des Raumes zur ipsiläsionalen Seite im vergleichbaren Umfang im Vorder- und Hinterraum.

Cerebrale Balancetheorien

- Neglect wird nicht als direkte Folge der Schädigung einer Hirnstruktur gesehen, sondern als Folge der Imbalance zwischen der relativen Hirnaktivität in beiden Hemisphären, sowie zwischen kortikalen und subkortikalen Strukturen. Zwischen diesen Strukturen gibt es komplexe (hemmende und erregende) Interaktionen, wie auch zwischen der geschädigten und intakten Hemisphäre über transkallosale Fasern (Tiermodell nach Payne und Lomber). Implizit gehen auch manche Aufmerksamkeitsmodelle von einer gestörten cerebralen Balance der Aufmerksamkeitsprozesse aus (z. B. Kinsbourne).

Milners Theorie

- Visuomotorische Leistungen sind beim Neglect relativ erhalten auf Grund der angenommenen Intaktheit des dorsalen Stroms. Des weiteren geht Milner davon aus, dass horizontale Objekte (Linien, Balken) in der kontraläsionalen Raumhälfte im Vergleich zur ipsiläsionalen Raumhälfte „geschrumpft" erscheinen („size-distortion"). Diese verzerrte Raumgeometrie ist teilweise Ursache der Hemineglectsymptomatik.

3.1.1 Aufmerksamkeitstheorien

Das Vektor-Modell von Kinsbourne (1993) postuliert, dass im gesunden Gehirn beide Hemisphären über einen sogenannten *Aufmerksamkeitsvektor* verfügen, der diese in die gegenüberliegende Raumhälfte dirigiert. Diese Vektoren sind nicht nur für die Aufmerksamkeitsverlagerung im Außenraum wichtig, sondern auch für *interne* Aufmerksamkeitsverschiebungen notwendig. Das Modell besagt, dass bei Neglectpatienten der für die Aufmerksamkeitslenkung in den kontralateralen Halbraum zuständige Vektor zerstört ist. Demzufolge sollte nahezu jede unilaterale Hirnschädigung zu einem kontralateralen Neglect führen, was nicht zutrifft (s. Kapitel

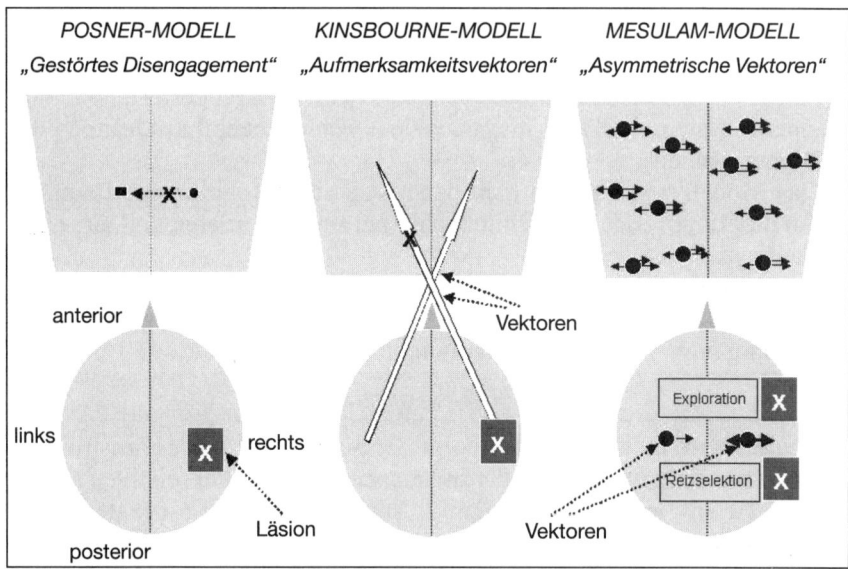

Abbildung 5: Schematische Darstellung dreier Aufmerksamkeitsmodelle zur Erklärung der Neglectsymptomatik. Unten sind jeweils schematisiert die beiden Hirnhälften dargestellt, darüber die visuelle Außenwelt mit linkem und rechtem Halbfeld. Das **X** in der rechten Hemisphäre symbolisiert die Läsion die zum Neglect führt, das x weiter oben steht für den jeweils gestörten Aufmerksamkeitsprozess. *Posnermodell:* (s. auch Textbox): hier wird das gestörte Beenden der aktiven Fixation vom aktuellen Reiz zu einem neuen Zielreiz im linken Halbfeld („Disengagement") als Hauptursache des Neglects gesehen. *Kinsbournemodell:* diesem Modell zufolge verfügen beide Hemisphären über einen Aufmerksamkeitsvektor, der das jeweils kontralaterale Halbfeld des Außenraums absucht. Neglect resultiert danach aus der Zerstörung des Aufmerksamkeitsvektors in der rechten Hemisphäre. *Mesulammodell:* beide Hirnhälften verfügen über zwei verschiedenartige Aufmerksamkeitsmechanismen: ein anterior lokalisiertes Netzwerk zur Raumexploration und zum Focuswechsel, sowie ein posterior (parietal) lokalisiertes System zur Selektion bedeutsamer Reize. Eine Läsion des anterioren Systems führt zu einem qualitativ anderen Neglect als die Läsion des posterioren Systems. Beide Prozesse sind in den Hirnhälften asymmetrisch organisiert. Die linke Hemisphäre ist nur für die Aufmerksamkeitszuwendung zur rechten Seite von der gegenwärtigen Fixation zuständig (kleine, nach rechts deutende Pfeile an jedem visuellem Reiz), während die rechte Hemisphäre für die Aufmerksamkeitszuwendung zu beiden Seiten von der aktuellen Fixation relevant ist (bidirektionale Pfeile um jeden visuellen Reiz herum).

24

1.2.1). Ein anderer Schwachpunkt dieser Theorie liegt darin, dass sie die deutliche Hemisphärenasymmetrie beim Neglect nicht erklären kann. Um diese zu erklären, muss ein stärkerer Vektor in der rechten und ein schwächerer in der linken Hemisphäre angenommen werden (s. Abbildung 5).

Diese Hypothese wurde zuerst von Heilman und Van Den Abell (1980) formuliert und später von Mesulam (1998) weiterentwickelt. Heilman postuliert, dass die rechte Hemisphäre für die Aufmerksamkeitszuwendung in *beide* Raumhälften zuständig ist, die linke dagegen nur im rechten Halbraum operiert. Diese Annahme ist kompatibel mit der beobachteten unterschiedlichen Frequenz und Schwere von Neglectphänomenen, die nach einer Schädigung der rechten Hemisphäre ausgeprägter und häufiger sind als nach einer linkshemisphärischen Läsion. Mesulam (1998) hat diese Idee später dahingehend differenziert, dass in beiden Hemisphären jeweils getrennte Mechanismen für die Auswahl bedeutsamer Reize in posterioren Hirnregionen arbeiten, während anteriore Hirnregionen für die Aufmerksamkeitsverlagerung und die Exploration des Raumes bedeutsam sind (s. Abbildung 5, Mesulammodell).

Asymmetrische Aufmerksamkeitsprozesse in beiden Hirnhälften

In einer anderen Variante der Aufmerksamkeitshypothese geht Posner (Posner, Walker, Friedrich & Rafal, 1984) davon aus, dass insbesondere Patienten mit rechtsparietalen Läsionen Probleme mit dem Ausblenden eines aktuellen Aufmerksamkeitsfocus haben, um einen neuen Focus im kontralateralen Halbraum aufzusuchen (Disengagement-Defizit). Dieser Befund passt jedoch eigentlich besser zur Erklärung der visuellen Extinktion als des multimodalen Neglects.

Robertson (1999) sieht die Hauptursache des Hemineglects in verminderten Daueraufmerksamkeitsleistungen, macht also nichtlateralisierte Aufmerksamkeitsdefizite für die lateralisiert auftretenden Neglectphänomene verantwortlich.

3.1.2   Repräsentationale Theorien

Bisiach und Kollegen formulierten als erste ein Modell der topologischen Raumrepräsentation. Danach hat jedes sensorische Ereignis seine kortikale Repräsentation. Diese kann entweder durch sensorische Reize oder durch Gedächtnisprozesse aktiviert werden. Bei Neglectpatienten ist diese Repräsentation für die linke Raumhälfte gestört (Bisiach, Capitani, Luzzatti & Perani 1981). Neuere Befunde gehen davon aus (Gaffan & Hornak, 1999), dass viele Hirnregionen, vor allem der Temporallappen, eine topographische Gedächtniskarte der jeweils kontralateralen Raumhälfte enthalten. Durch die Schädigung einer Hirnhälfte kommt es demnach zum halbseitigen Verlust dieser Gedächtniskarte, die sich als *Hemi-Amnesie* oder Hemineglect zeigt. Dieses Hemi-Amnesie-Modell ist tierexperimentell gut belegt, erklärt jedoch nicht, warum Neglect häufiger und ausgeprägter nach rechtshemisphärischen Läsionen auftritt.

Hemi-Amnesie für eine Raumhälfte

Eine Variante des Repräsentationsmodells nach Bisiach ist der eher physiologisch orientierte Ansatz von Rizzolatti u. Mitarbeitern (Rizzolatti, Fadiga, Fogassi & Gallese, 1997), wonach der Raum durch die Bewegungen unserer Hände, Arme, Augen und unseres Kopfes definiert wird. Die Handlungen dieser Effektoren sind automatisch eng mit Aufmerksamkeitsprozessen gekoppelt. Diese motorische Kodierung des Raumes ist überwiegend an fronto-parietale Hirnregionen gekoppelt. Eine Schädigung dieser Regionen würde dann zur Nichtbeachtung des kontralateralen Raumes führen, weil Aktionen in diesem Raum neuronal nicht mehr repräsentiert sind und somit dieser Raumsektor nicht mehr existiert. Auch für die Modelle Bisiachs und Rizzolattis gilt, dass sie die Hemisphärenasymmetrie der Neglectphänomene nicht erklären. Das Modell Rizzolattis ist tierexperimentell gut belegt.

3.1.3 Transformationstheorien

Die Grundannahme dieser Theorien ist es, dass sensorische Informationen (Input) im Gehirn in motorische Aktionen (Output) transformiert werden

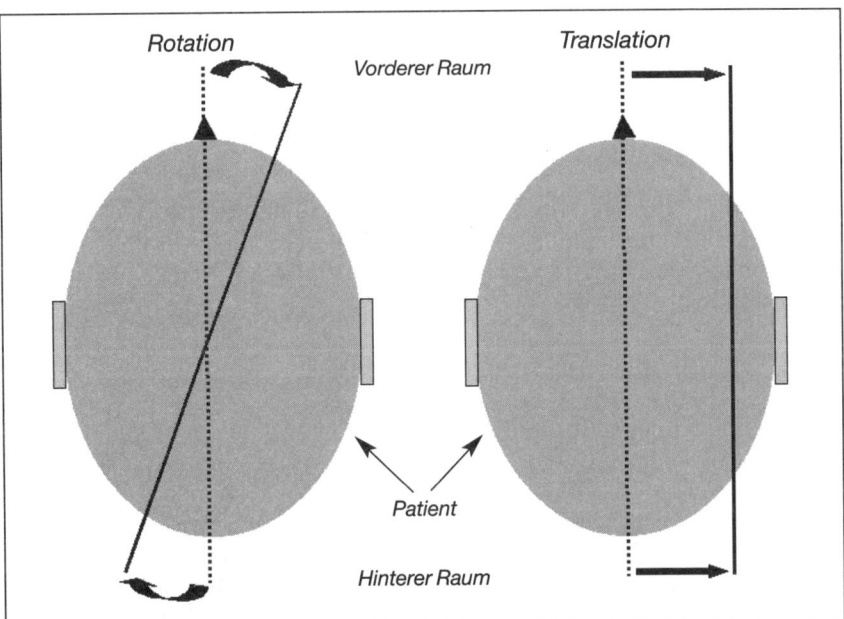

Abbildung 6: Verdeutlichung der unterschiedlichen Modellvorstellungen zur Rotation und Translation des Raumes bei (linksseitigem) Neglect im vorderen und hinteren Raum (von oben betrachtet). Während die Rotationstheorie von einer Verdrehung des Raumes um einen gedachten Kopf- oder Rumpfmittelpunkt ausgeht, postuliert die Translationstheorie eine gleichsinnige Verschiebung des subjektiven Raumes beim Neglectpatienten zur ipsiläsionalen Seite im vorderen und hinteren Halbraum.

26

müssen – wegen der unterschiedlichen „Formate" beider Informationsarten. Bei Patienten mit Neglect nehmen diese Theorien eine fehlerhafte Koordinaten-Transformation an. In einer Abänderung dieser ursprünglich von Jeannerod und Biguer (1987) konzipierten Theorie postulieren Karnath (1997) und Vallar (1997) gleichermaßen, dass in dieser Koordinatentransformation Neglectpatienten einen systematischen Fehler zur ipsiläsionalen Seite aufweisen. Karnath sieht diesen in einer Rotation des subjektiven Raumes um die Rumpfmittelachse des Neglectpatienten, während Vallar von einer Translation, d.h. einer gleichsinnigen Verschiebung des subjektiven Raumes im Vorder- und Hinterraum des Neglectpatienten ausgeht (s. Abbildung 6). Transformationstheorien beziehen sich nicht auf die Erklärung des objektzentrierten Neglects. Viele Aspekte der Transformationsmodelle sind experimentell gut belegt. Darüber hinaus haben sie in Untersuchungen zur sensorischen Stimulation (s. Kapitel 5.1.1) zur Entwicklung zweier neuer, wirksamer Behandlungsverfahren beigetragen (Optokinetik und Vibration, s. Kapitel 5.2.1 und 5.2.2).

3.1.4 Theorien der interhemisphärischen Balance

Implizit gehen die meisten Aufmerksamkeitstheorien auch von einer gestörten Balance zwischen den Hemisphären aus. Entsprechende Tiermodelle zur gestörten interhemisphärischen Balance (Payne, Lomber, Geeraerts, Van Der Gucht & Vandenbussche, 1996) sprechen dafür, dass es nicht allein die Funktionsstörungen in der *geschädigten* Hemisphäre sind, die den Neglect verursachen. Vielmehr zeigen zahlreiche Experimente, dass der *relative Aktivitätsunterschied* zwischen beiden Hemisphären entscheidend dafür ist, ob und in welcher Raumhälfte ein Neglect auftritt. Darüber hinaus fanden die Autoren, dass es innerhalb einer Hemisphäre ebenfalls hemmende und aktivierende Strukturen gibt (etwa kortikal und subkortikal), die an der Genese des Neglects beteiligt sein können. Wenngleich sich diese Tiermodelle nicht problemlos auf den Menschen übertragen lassen, zeigen sie doch neue Aspekte zur Erklärung der Neglectsymptomatik auf, die in den Humanmodellen bislang fehlten. Aus der These der interhemisphärischen Balance lassen sich möglicherweise praktische Konsequenzen für die Behandlung ableiten. Wenn *relative Aktivitätsunterschiede* in beiden Hemisphären entscheidender sind als *absolute* Funktionsminderungen in der geschädigten Hemisphäre, sollte man künftig mehr über die temporäre Schwächung der „intakten" und die Stärkung der geschädigten Hemisphäre nachdenken (etwa durch eine entsprechende sensorische Stimulation der geschädigten und eine Inhibition der gesunden Hemisphäre durch transkortikale Magnetstimulation).

Relative Aktivitätsunterschiede zwischen beiden Hemisphären wichtig

3.1.5 Milners Modell

Milners Theorie des dorsalen und ventralen Stroms (Milner, 1995) ist keine elaborierte Neglecttheorie. In seiner Theorie postuliert er jedoch,

27

dass die eher automatisiert funktionierenden visuomotorischen Prozesse, für die der dorsale Strom spezialisiert ist, auch bei Neglectpatienten noch weitgehend intakt sind, weil ihr dorsales visuelles System weitgehend intakt ist. Demgegenüber repräsentieren Leistungen der objektbezogenen Raumverarbeitung (wie etwa in der Linienhalbierung) eher die funktionale Spezialisierung des ventralen Stromes, der Milner zufolge bei Neglectpatienten gestört ist. Diese Hypothese passt zu zahlreichen klinisch-experimentellen Befunden, wonach das Greifen und Manipulieren bei Neglectpatienten nicht gravierend gestört sind, sofern das relevante Objekt zuvor gesehen wurde. Hingegen sind die Augenbewegungen zur kontraläsionalen Seite beeinträchtigt. Ein weiterer interessanter Aspekt in Milners Theorie ist das Postulat, dass Leistungen des dorsalen Stroms automatisiert und weitgehend unbewusst ablaufen. Dies könnte im Fall einer Schädigung des dorsalen Stroms erklären, warum die Patienten keine Awareness für ihre räumlichen Defizite haben.

Visuo-motorische Leistungen laufen meist unbewusst ab

Ein anderer interessanter Aspekt in Milners Ansatz ist die Hypothese, dass die Ursache des Neglects in der verzerrten Geometrie der kontraläsionalen im Vegleich zur ipsiläsionalen Raumhälfte bestehe ("size distortion", Milner & Harvey, 1995). Demzufolge verschieben Neglectpatienten die subjektive Mitte in der horizontalen Linienhalbierung, weil sie die kontraläsionale Hälfte der Linie so verzerrt wahrnehmen, dass sie länger eingestellt werden muss um als gleich lang empfunden zu werden wie die Linienhälfte in der ipsiläsionalen Raumhälfte. Das gleiche Phänomen findet sich beim Einstellen von Distanzen (Kerkhoff, 2000). Zwar findet sich diese Größenschätzung nicht bei allen Neglectpatienten, aber sie korreliert hoch (r = .70; Rangkorrelation) mit dem Schweregrad des Neglects und ist somit ein relevantes Element. Dieser kreative Ansatz Milners hat zahlreiche Untersuchungen zur subjektiven Geometrie des Raumes bei Neglect- und Hemianopsiepatienten ausgelöst.

3.2   Extinktionsmodelle

Während noch bis vor wenigen Jahren die Extinktion als ein Untersymptom des Neglects gesehen wurde, werden beide Phänomene nunmehr häufiger voneinander abgegrenzt. Zu dieser Unterscheidung haben unter anderem Beobachtungen beigetragen, wonach die für beide Störungen relevanten Läsionen dissoziieren. Darüber hinaus sprechen einige Untersuchungsergebnisse dafür, dass beide Störungen eine unterschiedliche Ursache haben. Demnach ist bei Extinktionspatienten im Vergleich zu Gesunden die Reaktionszeit nur leicht erhöht, wenn sie auf einen einzigen visuellen Reiz möglichst rasch reagieren sollen (Smania et al., 1998). Bei beiden Gruppen ist die Reaktion um so langsamer, je weiter peripher der Reiz dargeboten wird. Bei Neglectpatienten hingegen ist die Reaktionszeit für periphere Reize bei 10 bis 20° ipsiläsional *paradox verkürzt*, während auf den zentralen Reiz in der Mitte – auf den Gesunde und Extinktionspatienten üblicherweise am schnellsten reagieren – langsamer reagiert wird. Diese kontrastierenden Ergebnisse sprechen dafür, dass zumindest der visuelle Neglect und die visuelle Extinktion unterschiedliche Ursachen haben (Smania et al., 1998). Zusammenfassend kann festgehalten werden, dass Neglect und Extinktion zwei verschiedene, jedoch häufig assoziierte Phänomene darstellen. Extinktion ist als eine Störung der zeitlichen und räumlichen Integration mehrerer sensorischer Informationen, Neglect dagegen als Störung der Raumrepräsentation sowie der gerichteten Aufmerksamkeit in die kontraläsionale Raum- oder Körperhälfte zu betrachten.

Pathologischer Reaktionsvorteil im ipsiläsionalen Halbfeld

3.3 Modelle der Posturalen Imbalance und der Pusher-Symptomatik

3.3.1 *Posturale Imbalance (PI)*

Modelle der Posturalen Imbalance (PI) gehen davon aus, dass diese als Folge einer unilateralen Hirnschädigung mit kontralateraler Hemiparese bis zu einem gewissen Grad ein vorübergehendes, normales Kompensationsphänomen ist. Der paretische Patient steht mit weniger Gewicht auf seinem gelähmten Bein, weil in diesem die Kraft und motorische Kontrolle nicht intakt sind. Dementsprechend zeigen die entsprechenden Messungen der Gewichtsverteilung jeweils Abweichungen zur linken Seite bei rechtsparetischen sowie Abweichungen zur rechten Seite bei linksparetischen Patienten. Allerdings zeigen linksparetische Patienten mit einem Restneglect oder früher bestehenden Neglect eine deutlich größere, ipsiläsionale Abweichung ihres Gewichtsschwerpunktes als alle anderen Patientengruppen. Dies zeigt, dass neben motorischen Faktoren auch andere Störungen eine wichtige Rolle spielen müssen. Dies könnten räumliche Wahrnehmungsstörungen sein, die nachweislich häufiger und ausgeprägter nach rechts- als linkshemisphärischer Läsion auftreten (z. B. die verdrehte Visuelle und Taktile Subjektive Vertikale, s. Abbildung 7).

Leichte Imbalance normal zu Beginn einer Hemiparese

Verrollung des subjektiven Raumes

Untersuchungen zur Haltungsstabilisierung an Gesunden betonen die Bedeutung visueller Informationen aus der linken Gesichtsfeldhälfte für die Stabilisierung des Kopfes auf dem Rumpf während des Stehens. Je instabiler oder geneigter der Kopf auf dem Rumpf ist, desto größer wird die PI bei Gesunden und Patienten. Da Neglectpatienten unbewusst oft eine schräge und verdrehte Kopfhaltung einnehmen, könnte ihre größere PI auch indirekt durch die größere Abweichung ihrer Kopf-auf-Rumpf-Position von der Erd-Vertikalen kommen. Darüberhinaus spielen somato-

Kopfhaltung wichtig für die Posturale Kontrolle

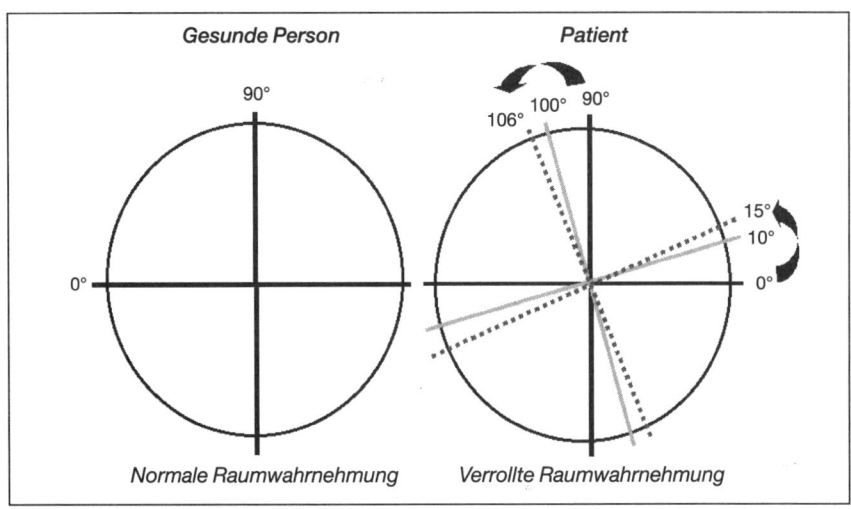

Abbildung 7: Schematische Verdeutlichung der gestörten Raumwahrnehmung (hellgrau: Subjektive Visuelle Vertikale und Horizontale; schwarze gepunktete Linie: Subjektive Taktile Vertikale und Horizontale) bei einem Patienten mit linksseitigem Neglect nach einer rechtsseitigen temporo-parietalen Läsion (rechtes Bild) und einer gesunden Kontrollperson (linkes Bild). Man beachte die Verrollung des subjektiven Koordinatensystems in der vertikalen Ebene.

sensible Informationen eine Rolle für die Haltungsstabilisierung, insbesondere beim Sitzen und Stehen.

3.3.2 Pusher-Symptomatik

Zur Erklärung des Kernelementes der Pusher-Symptomatik – dem aktiven Wegdrücken zur kontraläsionalen Seite mit eventueller Falltendenz zu dieser Seite – gibt es unterschiedliche Hypothesen. Eine geht davon aus, dass Pusherpatienten eine Verlagerung der Subjektiven Posturalen Vertikalen zur ipsiläsionalen Seite aufweisen (Karnath, Brötz & Götz, 2001), während die Subjektive Visuelle Vertikale bei diesen Patienten ungestört erschien. Aus diesem Mismatch der beiden Sinneseindrücke zur Vertikalen könnte die aktive Orientierung zur Hemiseite entstehen. Warum allerdings die ipsiläsionale Verlagerung der „inneren" Posturalen Vertikalen zum entgegengesetzten Verhaltensmuster in der Motorik des Patienten führt, sich zur kontraläsionalen Seite wegzudrücken, ist ungeklärt. Andere **Ursachen des** Studien konnten bei Pushern keine ipsiläsionale Abweichung der Postura- **Pushens nicht** len Vertikalen feststellen, sondern fanden hingegen eine Abweichung der **hinreichend** Visuellen, Taktilen und Posturalen Subjektiven Vertikalen zur *kontraläsio-* **geklärt** *nalen* Seite (Pérennou et al., 2002). Direkte Messungen der Vertikalität einzelner Körpersegmente (Becken, Schultern, Hals und Kopf – gemessen

30

im Sitzen) bei hemiparetischen Patienten mit und ohne Pusher-Symptomatik zeigten weiterhin, dass bei Pushern insbesondere das Becken stark zur Hemiseite geneigt wird, während die Schultern, der Hals und der Kopf relativ zur Erdvertikalen ähnlich senkrecht ausgerichtet waren wie bei hemiparetischen Patienten ohne Pusher-Symptomatik (Pérennou, Amblard, Benaim & Pélissier, 2002). Pérennou und Kollegen (2002) interpretieren diese Befunde dahingehend, dass Pusherpatienten möglicherweise eine supramodale Störung in der Wahrnehmung der Vertikalität des Raumes und ihres eigenen Körpers aufweisen. Für die Therapie erscheint noch interessant, dass die Pusher-Symptomatik im Hellen weniger stark ausgeprägt ist als im Dunkeln. Offensichtlich tragen sichtbare vertikale Raumkonturen zur besseren räumlichen Orientierung bei Pusherpatienten bei – ein Umstand der für die Therapie hilfreich ist.

Ein nicht ganz geklärter Aspekt ist die Assoziation zwischen Pusher-Symptomatik und Hemineglect. Zwar treten beide Syndrome häufiger nach rechts- als nach linkshemisphärischer Hirnschädigung auf und sind oft miteinander assoziiert, es gibt allerdings auch Dissoziationen. So ist gegenwärtig davon auszugehen, dass die Pusher-Symptomatik durch einen zusätzlichen Neglect verschlimmert wird und die Behandlung erschwert, aber auch ohne Hemineglect auftritt. Abschließend ist festzustellen, dass die Mechanismen der Pusher-Symptomatik noch nicht hinreichend geklärt sind – allerdings legen mehrere Studien einen Zusammenhang mit multimodalen Defiziten in der Subjektiven Raumvertikalen nahe.

Neglect und Pusher-Symptomatik dissoziierbar

3.4   Awarenessmodelle

Unawareness findet sich häufig bei Patienten mit Neglect, tritt aber auch bei anderen Erkrankungen auf, wie etwa bei der Wernicke Aphasie, verschiedenen Amnesien, exekutiven Störungen, Apraxien und bei zerebraler Blindheit. Ursprünglich wurden die Phänomene der Unawareness früher mit zwei anderen Begriffen bezeichnet: Anosognosie für die explizite Leugnung der kontralateral zur geschädigten Hemisphäre auftretenden Hemiparese, und *Anosodiaphorie* für die Bagatellisierung dieser Parese ohne explizite Leugnung. Später wurden beide Begriffe auch auf andere neurologische Symptome wie Hemianopsie oder zerebrale Blindheit angewendet, wenn der Patient deren Bestehen entweder leugnete oder die damit verbundenen Beschwerden bagatellisierte.

Ähnlich wie bestimmte Defizite bei Neglect voneinander dissoziiert auftreten können, kann die (Un)Awareness für verschiedene Defizite divergieren. Ein Neglectpatient kann seine Hemiparese akzeptieren, seine ebenso bestehende Halbseitenblindheit jedoch auch auf Demonstration hin leugnen oder umgekehrt. Neben dieser Fraktionierung von Teilaspekten der Awareness sprechen auch die unterschiedlichen Läsionen bei Unawareness für Hemianopsie und der für Hemiplegie eher für ein modular organisiertes und weitläufig verzweigtes Awareness-System. Warum aber entwickelt ein Patient eine Unawareness, der andere jedoch nicht? In der folgenden Übersicht werden die derzeit diskutierten Erklärungsansätze zusammengefasst. (Details s. Heilman, Barrett, & Adair 1998).

Gegenwärtige Unawarenesshypothesen

Unawareness resultiert aus …
- einem psychologischen Abwehrmechanismus, den alle Menschen aufweisen. Sinn dieses Mechanismus ist es, die Trauer über das einschneidende Ereignis der Hirnschädigung zu mindern, um so deren Folgen besser verarbeiten zu können *(Denial-Hypothese)*.
- dem Zustand der Konfusion und der Unfähigkeit, Emotionen zu empfinden und auszudrücken. Konfusion und emotionale Indifferenz sind Folge der rechtshemisphärischen Hirnschädigung (Konfusion und emotionale Indifferenz).
- dem fehlenden oder fehlerhaften sensorischen Feedback über den Zustand eines Organs (z. B. weil der Arm nicht gefühlt oder gesehen wird aufgrund des Neglects) *(Feedback-Hypothese)*.
- der falschen Schlussfolgerung des Patienten, dass die gelähmte Extremität nicht zu seinem, sondern einem anderen Körper gehört (gestörtes Körperbild oder Asomatognosie).
- dem fälschlichen Glauben des Patienten, er könne seinen Arm bewegen (auch wenn dies nicht möglich ist; Phantombewegungen).
- der generellen Tendenz einiger Patienten zu konfabulieren, d.h. nicht-reale Dinge zu berichten *(Konfabulations-Hypothese)*.
- der gestörten Verbindung sensorischer Zentren in der rechten Hemisphäre zu den sprachlich-expressiven Zentren in der linken Hemisphäre *(Diskonnektions-Hypothese)*.
- dem fehlenden Mismatch zwischen einer erwarteten, intendierten Handlung und der tatsächlich ausgeführten und beobachteten Handlung. Wenn der Patient einen solchen Vergleich nicht vornehmen kann (z. B. infolge der fehlenden Intention, den Arm zu bewegen), kann er die fehlende Bewegungsfähigkeit des Armes auch nicht wahrnehmen. Die Folge davon ist dann die Unawareness für die Parese des Armes *(Feedforward-Hypothese* oder *gestörtes Self-Monitoring)*.

Bislang sind die Ursachen der Unawareness noch nicht hinreichend geklärt. Welcher der gegenwärtig diskutierten Erklärungsansätze zutrifft, muss noch durch weitere klinische Studien geklärt werden. Aus der Übersicht wird aber deutlich, dass es mehrere Ursachen für Awarenessprobleme geben muss, schon allein wegen der zahlreichen Dissoziationen.

Zusammenfassend werden noch einige relevante Risikofaktoren für die Entstehung einer Unawareness aufgelistet:

- Als *kognitive Risikofaktoren* für das Auftreten einer Unawareness können exekutive Störungen genannt werden, wohingegen Gedächtnisleistungen keine Rolle spielen.
- *Sensorisch-perzeptive Faktoren:* es ist erwähnenswert, dass viele Patienten mit einer Unawareness elementare visuell-perzeptive Defizite aufweisen, sowie Störungen in der Wahrnehmung von Mimik und Prosodie.
- *Emotionale Faktoren:* die Tendenz zur Apathie bei Unawareness ist mehrfach berichtet worden, wohingegen Depression unabhängig von einer Unawareness auftritt. Demnach schützt eine Unawareness nicht vor der Entwicklung einer Depression, wie früher oft vermutet wurde.
- *Relevante Läsionen:* eine diffuse Hirnatrophie dienzephal und frontal akzentuiert begünstigt ganz allgemein das Entstehen einer Unawareness, ist aber allein nicht hinreichend dafür. Zusätzlich bedarf es je nach der Art der Unawareness (für die Hemiparese, für die Hemianopsie, für räumliche Störungen) einer fokalen Läsion in einer der folgenden Strukturen: Basalganglien (Hemiparese), parietaler Kortex (Gesichtsfeldausfall und räumliche Störungen), temporo-parietaler Kortex (räumliche Störungen).
- *Ausmaß an Alltagserfahrungen mit dem Defizit:* viele Befunde zur Unawareness stammen aus Studien mit Akutpatienten, die nur wenige Tage oder Wochen nach der Hirnschädigung untersucht wurden. Zu diesem Zeitpunkt kann ein Patient nur sehr begrenzte eigene Erfahrungen mit seinem Defizit gemacht haben. Je mehr ein Patient die Möglichkeit hat(te), relevante Erfahrungen im Alltag zu machen, desto unwahrscheinlicher ist es, dass er bestehende Schwierigkeiten leugnet oder bagatellisiert (s. a. Verbesserung der Awareness, Kapitel 5.5).

3.5   Bewertung der Neglectmodelle

In Anbetracht der Vielfältigkeit der Phänomene beim Neglect, der unterschiedlichen und meist sehr ausgedehnten Läsionen, der zahlreichen assoziierten Störungen wie Extinktion und Unawareness ist es fraglich, ob ein einziges Modell diese Vielfalt erklären kann. Tatsächlich erklärt jedes Modell einen Teil der Symptomatik recht gut, andere Teile dagegen nicht. Die Diskussion darüber, ob Aufmerksamkeitsstörungen als Kern- oder assoziiertes Symptom des Neglects zu sehen sind, ist für die Behandlung der Patienten weniger relevant, da nach Möglichkeit ohnehin beide Aspekte behandelt werden sollten (s. Kapitel 5). Für das Management der erkrankten Patienten scheint es wichtiger zu sein, inwieweit die vorgeschlagenen Neglecttheorien praktikable und wirksame Behandlungsverfahren generieren können. Dies gelingt für die Klasse der Transformationsmodelle derzeit besser als für die anderen Modelle (s. Kapitel 5). Aus vielen der implizit auf den Transformationsmodellen basierenden Kurzzeitmodulationsexperimenten (s. Kapitel 5.1.1) sind inzwischen vielversprechende und effektive Behandlungsverfahren entstanden (wie etwa die Nackenvibration, Optokinetische Stimulation oder Prismenadaptation).

4 Diagnostik

4.1 Testverfahren zur Neglect- und Extinktionsdiagnostik

Visuelle Neglecttests verfügbar

Für die Diagnostik des visuellen Neglects und der visuellen Extinktion stehen im deutschen Sprachraum zwei normierte Testbatterien zur Verfügung. Der Neglect-Test (NET; Fels & Geissner, 1997), stellt die deutsche Bearbeitung des Behavioural Inattention Tests dar (BIT; Wilson, Cockburn & Halligan, 1987). Der NET umfasst insgesamt 15 Untertests, die sich den Kategorien konventionelle Neglecttests (Linienhalbieren, Durchstreichtest, Zahlen kopieren, Lesen, Kopieren, Zeichnen) und alltagsrelevante Neglecttests zuordnen lassen (Uhr ablesen, Uhrzeit einstellen, Telefonnummer wählen, Adresse kopieren, Stadtplan lesen, Münzen zählen, Speisekarte lesen, Essen, Schreiben). Die Testzuverlässigkeit ist mit 0.85 bis 1.0 (für die Interraterübereinstimmung) und 0.93 (für die Retestreliabiltät nach 2 Wochen) als sehr gut einzustufen. Der Zeitbedarf für die Durchführung der gesamten Testbatterie ist erfahrungsgemäß bei Neglectpatienten mit etwa einer Stunde allerdings relativ hoch im Vergleich zu Screeningverfahren. Besonders erwähnenswert ist, dass die alltagsrelevanten Subtests dem Therapeuten auch wertvolle Tipps geben, wo er mit der Therapie am ehesten ansetzen sollte.

Die zweite standisierte Testbatterie ist der Kölner Neglect Test (Kessler, Weber & Halber, 1995), der die folgenden Aufgaben enthält: Gesichtsfeldtest, Durchstreichaufgabe, Viereraufgabe (Erkennen der kategorialen Identität), Wundt-Jastrow-Illusion, Linienhalbierungsaufgabe, Zuordnungstest und Extinktionstest. Dieses PC-gestützte Verfahren erlaubt neben einer standardisierten Neglect-Diagnostik teilweise auch eine *experimentelle* Diagnostik durch die Variation bestimmter Parameter wie der Darbietungszeit und der Position der Reize auf dem Bildschirm. Normen und Gütekriterien dieses Verfahrens sind nach Verlagsangaben z. Z. in Bearbeitung (Stand: 2002). Die Bearbeitungsdauer ist mit ca. 30 Minuten kürzer als beim NET. Hervorzuheben ist, dass der Kölner Neglect Test eine normierte Extinktionsaufgabe enthält.

Insgesamt fällt auf, dass es zur Untersuchung nichtvisueller Neglectphänomene kaum standardisierte Verfahren im deutschen Sprachraum gibt. Viele experimentell im Rahmen von wissenschaftlichen Untersuchungen konstruierte Verfahren – die bislang nicht normiert worden sind – lassen sich jedoch auch klinisch verwenden, sofern der Anwender Zeit und Mühe investiert, um Cutoff-Werte aus den entsprechenden Veröffentlichungen herauszuarbeiten und die Testmaterialien selbst zu erstellen (s. Tabelle 9).

Tabelle 9: Übersicht über standardisierte und kommerziell verfügbare sowie experimentell gebräuchliche Verfahren zur Diagnostik von Neglect, Extinktion und Unawareness. Die standardisierten und verfügbaren Verfahren sind in der Tabelle fett gekennzeichnet. Alle übrigen Verfahren sind als experimentelle Verfahren einzustufen. Der erwähnte Fragebogen findet sich im Anhang. TAP: Testbatterie zur Aufmerksamkeitsprüfung. Sofern standardisierte Verfahren verfügbar sind, werden sie jeweils oben in jeder Spalte aufgelistet (weitere Details im Text).

Visueller Neglect	Akustischer Neglect	Taktiler Neglect	Repräsentationaler und Body-Neglect
– Kölner Neglect-Test (Kessler et al., 1995) – Neglect-Test (Fels & Geissner, 1996) – Größen-/Abstandsvergleiche (VS; Kerkhoff & Marquardt, 1998) – Baking-Tray-Aufgabe (Tham & Tegner, 1996) – Leseaufgaben (Towle & Lincoln, 1991) – Subjektives Geradeaus (Karnath, 1994) – Fragebogen Räumlicher Störungen (Anhang)	– Lateralisierung von Geräuschen in der Horizontalebene (Tanaka et al., 1999) – Dichotisches Hören – Erfassung d. Subjektiven Geradeausempfindens (Kerkhoff, Artinger & Ziegler, 1999) – Identifikation von Silben oder Minimalpaaren aus unterschiedlichen Schallrichtungen (Ziegler et al., 2001)	– Taktile Suche nach Objekten (blind; Schindler et al., 2002) – Lokalisation der eigenen Körpermitte am Rücken – Bestimmung der Armposition (Vallar et al., 1993) – Taktile Balkenhalbierung (Fujii et al., 1991) – Taktile Mitteneinschätzung (McIntosh et al., 2002)	– Zeichnen aus dem Gedächtnis (Blume, Uhr) – Beschreibung des eigenen Krankenzimmers (evtl. Wohnhauses) aus dem Gedächtnis – Nennen von Städten auf einer „mentalen" Landkarte (Vergleich links vs. rechts; (Bartolomeo, D'Erme & Gainotti, 1994) – Flusentest („Flufftest"; Cocchini et al., 2001)
Visuelle Extinktion	**Akustische Extinktion**	**Taktile Extinktion**	**Awareness-Defizite**
– *klinisch:* Darbietung von Fingern im linken/rechten Halbfeld; Extinktionstest im Kölner Neglect-Test (s. Text) – *experimentell:* Tachistoskopische Darbietung geometrischer Symbole im linken und rechten Halbfeld (Karnath, 1988); Extinktionstest aus Kölner Neglect-Test (s.o.)	– *klinisch:* Darbietung von Geräuschen (Schlüssel, Papierrascheln, Fingerschnipsen) am linken u. rechten Ohr – *experimentell:* Kurzzeitige Darbietung einfacher akustischer Reize am linken und rechten Kopfhörerkanal (De Renzi et al., 1984) – Fragebogen Räum-	– *klinisch:* Berührung der linken oder rechten Handoberfläche mit Zeigefinger oder Bleistift – *experimentell:* Stimulation der linken und rechten Hand mit verschiedenen Oberflächen (Identifikation; Kerkhoff et al., 2001)	– Eigen-vs.Fremdbeurteilungsskala (Azouvi et al., 1996) – *klinisch:* Verhaltensbeobachtungen durch nahe Angehörige und Personal – Vergleich subjektiver Patientenschilderungen mit objektiven Testresultaten licher Störungen (s. Anhang) – Awarenessrating (s. Anhang)

Für die orientierende Diagnostik von *Extinktionsphänomenen* bieten sich die bekannten Verfahren zur Doppel-Simultan-Stimulation (DSS) an. Hierbei wird zunächst die Entdeckung eines einzelnen sensorischen Reizes im linken/rechten Halbraum/Körperraum geprüft. Ist diese Leistung auf beiden Seiten intakt (> 90% korrekt), kann der Therapeut mit der gleichzeitigen Stimulation an beiden Seiten fortfahren. Kommt es hier zu einem deutlich höheren Prozentsatz an nicht berichteten Reizen in der kontraläsionalen Raum- oder Körperhälfte, kann der Untersucher eine entsprechende Extinktion diagnostizieren. Genauere und quantitativ besser kontrollierte Verfahren zur Extinktion gibt es lediglich im Kölner Neglect Test sowie in experimentellen Studien (s. Tabelle 9).

4.2 Fremdbeurteilungsverfahren

Neben der Erfassung testpsychologischer Kennwerte sind aber auch die Bewertung des spontan sichtbaren Alltagsverhaltens sowie die Beurteilung der Awareness auf Seiten des Patienten insbesondere für die Prognose und Therapieplanung wichtig.

Hier bietet sich der im Anhang abgedruckte Fragebogen zur „Fremdanamnese Räumlicher Störungen (FRS)" an. Hiermit können die Bereiche Selbsthilfe und Körperkontrolle, Greifen und Entfernungen abschätzen, räumliche und zeitliche Störungen, Häusliche Versorgung und Einsicht (Awareness) semiquantitativ eingeschätzt werden. Hierzu bedarf es jedoch einiger Beobachtungszeit auf Seiten des Beurteilenden oder eines Fremdraters, der den betroffenen Patienten schon aus einigen Alltagssituationen

kennt. Eine Eigenanamnese der mit dem Neglect auftretenden Beschwerden vom Patienten selbst ist in der Anfangsphase wenig aufschlussreich, da dieser im Rahmen seiner Unawareness meist keine relevanten Probleme angibt. Der FRS eignet sich darüber hinaus auch zur Verlaufsdiagnostik. So konnten im Rahmen einer kontrollierten Therapiestudie des Neglects (Schindler et al., 2002) neben den nachweisbaren objektiven Testveränderungen auch signifikante Veränderungen in den vom Pflegepersonal

eingeschätzten Defiziten in einigen der oben genannten Alltagsbereichen im FRS abgebildet werden.

4.3 Differenzialdiagnostik

In der klinischen Praxis ist die Unterscheidung neglect- oder extinktionsbedingter Phänomene von elementar-sensorischen oder -motorischen Defiziten oft schwierig. In diesem Abschnitt werden Vorschläge zur Differenzierung gegeben (s. auch Tabelle 10).

Tabelle 10: Differenzialdiagnostik neglect- oder extinktionsbedingter Defizite von elementar-sensorischen oder -motorischen Störungen

Sensorisches/ Motorisches Defizit	Differenzialdiagnostische Tests	Interpretation
Homonymer Gesichtsfeldausfall?	– Visuell evozierte Potenziale (VEP; normale P100-Latenzen u. Amplituden?) – Spezielle Perimetrie (sehr variable Gesichtsfeldgrenzen bei unterschiedlicher Strategie des Untersuchers, Differenz > 10° Ausdehnung?)	– wenn ja: normales Gesichtsfeld – wenn ja: Verdacht auf neglectbedingte, scheinbare Skotome (d. h. weitgehend normales Gesichtsfeld)
Hemianästhesie?	– Somatosensorisch evozierte Potentiale (SEP; normale Latenzen u. Amplituden?) – Verbessert die Hinwendung der Aufmerksamkeit zur kontraläsionalen Körperhälfte die Sensibilität?	– wenn ja: normale Sensibilität – wenn ja: Verdacht eines somatosensiblen Neglects bei weitgehend intakter Sensibilität
Einseitige Hörstörung?	– Reinton-Audiometrie (gravierender Hörverlust am kontraläsionalen Ohr?) – Wird der Hörverlust durch Aufmerksamkeitszuwendung beeinflusst?	– bei normalem Audiogramm: Nichtbeachtung akustischer Reize als neglectbedingt werten – wenn ja: Verdacht auf akustischen Neglect; wenn nein: peripherer Hörverlust
Hemiplegie/Hemiparese?	– Transcranielle Magnetstimulation (TMS) des motorischen Cortex („silent periods" im EMG nach TMS?) – Kann der Patient den scheinbar gelähmten Arm nach expliziter verbaler Aufforderung oder bei Anblick besser bewegen als er dies spontan tut?	– wenn „silent periods": Verdacht auf motorischen Neglect; wenn normale Ergebnisse nach TMS: keine primärmotorisch bedingte Parese oder Plegie – wenn ja: Verdacht auf motorischen Neglect; wenn nein: Parese

4.3.1 Hemianopsie versus visueller Hemineglect

Die Unterscheidung eines läsionsbedingten, homonymen Gesichtsfeldausfalles von der neglectbedingten Nichtbeachtung aller visuellen Reize in der kontralateralen Gesichtsfeldhälfte (ohne das Vorliegen tatsächlicher Skotome) kann problematisch sein. Die in Tabelle 10 dargestellten elektro-

70% der
Neglect-
patienten
haben
Gesichtsfeld-
ausfälle

physiologischen Verfahren zur Gesichtsfelddiagnose sind nicht überall verfügbar und manchmal artefaktanfällig, etwa wenn der Patient nicht ruhig fixieren kann. Daher bieten sich zusätzlich andere klinische Informationen an, anhand derer der Untersucher die Differenzierung vornehmen kann (vgl. Kerkhoff & Schindler, 1997, s. Tabelle 11).

Tabelle 11: Tipps zur Differenzialdiagnose homonymer Gesichtsfeldausfälle von scheinbaren, neglectbedingten Skotomen (n. Kerkhoff & Schindler, 1997)

Parameter	reine Hemianopsie/ Quadrantenanopsie	Neglect (mit oder ohne Hemianopsie)
Einsicht/Awareness	– nach unilateralen Läsionen gute Einsicht, evtl. nach bilateralen Läsionen und bei bilateralen Gesichtsfeldausfällen reduzierte Awareness (selten)	– fast immer fehlende Einsicht (Unawareness)
Ätiologie	– am häufigsten Posteriorinfarkt – selten Media- oder Arteria-Choroidea-Anterior- Infarkt	– am häufigsten Media- oder Stammganglieninfarkt – Posteriorinfarkt (temporal) selten
Störungsmodalitäten	– nur visuell	– oft multimodal: visuell, taktil, akustisch
Linienhalbierung horizontal	– kontraläsionaler Teilungsfehler in 90% der Fälle in der Akutphase	– ipsiläsionaler Teilungsfehler in der Akutphase
Lesen	– Auslassungen am Zeilen-/ Wortanfang	– neben Auslassungen auch wortbezogene Lesefehler
Zeichnen symmetrischer Figuren	– normal (keine halbseitigen Auslassungen)	– in Akutphase oft halbseitige Auslassungen, die nicht bemerkt werden (Uhr, Gesicht, Blume)
Extinktion	– selten bis nie (visuell im intakten Halbfeld getestet)	– oft multimodale Extinktion
visuell-räumliche Defizite	– abgesehen von verschobener Linienhalbierungsmitte selten	– häufig horizontale Raumverzerrung, häufig Verdrehung der Visuellen Vertikalen und Horizontalen
Aufmerksamkeits-effekte	– kein Einfluss auf Sehleistungen	– Aufmerksamkeitszuwendung verbessert Neglectdefizite kurzzeitig

So zeigen Neglectpatienten meist keine Einsicht in ihren Gesichtsfeldausfall, während Patienten mit Gesichtsfeldausfall, jedoch ohne Neglect, ihre visuellen Beschwerden korrekt beschreiben können (s. Beispiele in Kapitel 1.11). Auch sind Ätiologie, Störungsmodalitäten sowie Zeichen- und Leseleistungen unterschiedlich bei Neglect- vs. Hemianopsiepatienten ohne Neglect (s. Tabelle 11). Darüber hinaus haben Neglectpatienten häufig auch eine visuelle Extinktion, Hemianopsiepatienten dagegen selten. Visuell-räumliche Störungen finden sich auch häufig bei Neglectpatienten (wegen der parietalen Läsionen), dagegen kaum bei reinen Hemianopsien. Die Aufmerksamkeitszuwendung (Cueing) verbessert den Neglect kurzfri-

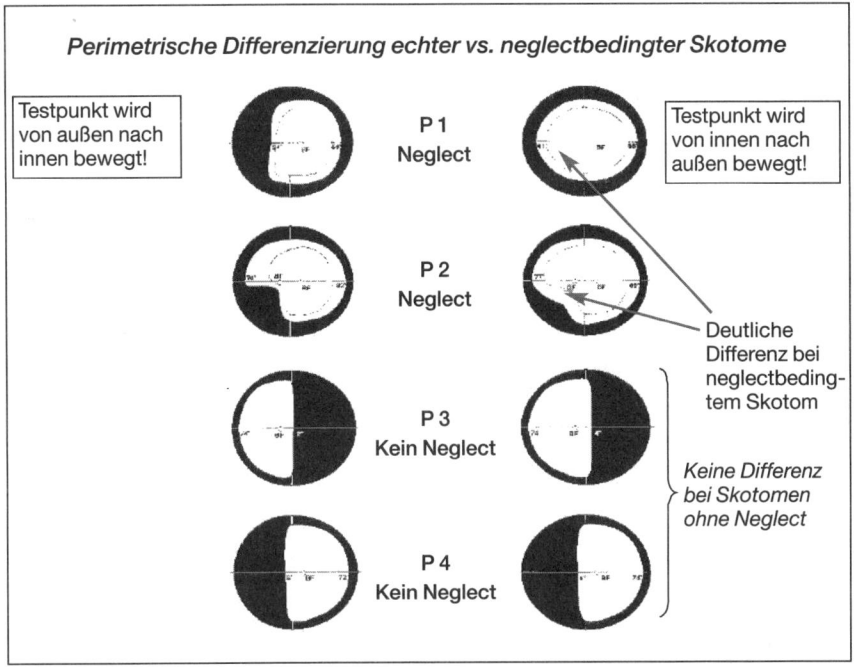

Abbildung 8: Perimetrische Differenzierung echter vs. neglectbedingter Skotome. Wird der Testpunkt in der manuellen Perimetrie standardmäßig von außen nach innen bewegt (linke Gesichtsfelder) ergeben sich häufig Skotome bei Neglectpatienten, die sich in der umgekehrten Bewegungsrichtung des Testpunktes von innen nach außen in dieser Form nicht finden lassen. In dieser umgekehrten Perimetrie wird der Patient instruiert, die Reaktionstaste zu drücken, wenn er den sich nach außen bewegenden Testpunkt *nicht mehr* sieht. Ein Verfolgen des Testpunktes mit den Augen darf nicht passieren, bzw. der Patient muss während der Messung immer zentral fixieren. Im Fall P1 mit einem linksseitigem Neglect ergab sich ein normales Gesichtsfeld bei umgekehrter Testpunktführung, d. h. der in der Standardperimetrie gemessene Gesichtsfeldausfall war nicht anatomisch bedingt, sondern ein neglectbedingtes Artefakt. In Fall 2 zeigt sich bei umgekehrter Perimetrierichtung ein deutlich größeres Gesichtsfeld im linken unteren Quadranten verglichen mit der Standardperimetrie. Dagegen zeigt sich in den beiden Fällen P3 und P4 mit homonymen Gesichtsfeldausfällen, jedoch ohne visuellen Neglect, eine reproduzierbare Hemianopsie, die unabhängig von der Bewegungsrichtung in der Perimetrie identisch ausfällt.

stig, hat aber auf die Größe und Qualität des Gesichtsfeldes bei Patienten mit reinen Hemianopsien oder Quadrantenanopsien keinen Einfluss.

Eine oft praktikable, perimetrische Technik kann darüber hinaus bei der Differenzierung echter von neglectbedingten, scheinbaren Skotomen helfen (s. Abbildung 8). Die Technik macht sich die Tatsache zunutze, dass bei einer Aufmerksamkeitszuwendung die Gesichtsfelder von Neglectpatienten intakt sein können, während diese Zuwendung keinerlei Einfluss auf die Gesichtfeldausdehnung von hemianopischen Patienten ohne Neglect hat.

Abschließend sei noch erwähnt, dass die Differenzialdiagnose Hemianopsie versus Neglect insbesondere in der Akutphase manchmal (noch) nicht zu treffen ist, weil die Patienten weder mit evozierten Potentialen noch mittels spezieller perimetrischer Verfahren untersucht werden können. Oft können solche Untersuchungen einige Wochen später bei verbesserter Kooperation des Patienten nachgeholt werden.

4.3.2 Hemianästhesie versus somatosensibler Neglect

"Cueing" zum Ausschluss sensorischer Defizite

Wenn die Durchführung von Somatosensibel Evozierten Potentialen (SEPs) nicht möglich oder sehr aufwändig ist (zur Methode s. Vallar, Sandroni, Rusconi & Barbieri, 1991), sollte der Untersucher prüfen, ob durch eine Aufmerksamkeitszuwendung die Sensibilität gesteigert werden kann. Dies ist bei neglectbedingten sensiblen Störungen meist der Fall, die Verbesserungen betragen oft bis zu 30% in einem quantitativen Sensibilitätstest.

4.3.3 Unilaterale Hörstörung versus akustischer Neglect

Audiometrie wichtig bei akustischem Neglect

Zum Ausschluss peripherer Hörstörungen sollte bei Verdacht auf einen akustischen Neglect immer ein Reintonaudiogramm erstellt werden (s. Abbildung 9). Die untersuchende Person sollte vorab darüber aufgeklärt werden, dass der Patient möglicherweise Probleme mit der Zuwendung seiner Aufmerksamkeit zur kontraläsionalen Raumhälfte hat (d. h. linkes Ohr bei linksseitigem Neglect). Zur Untersuchung bietet sich oft das umgekehrte Vorgehen an, indem man zunächst das ipsiläsionale Ohr testet, dann die mittelhohen Töne am kontraläsionalen Ohr und schließlich die hohen bzw. ganz niedrigen Töne, bei denen die Sensitivität geringer ist. Durch die Vorerfahrung mit der Untersuchung am ipsiläsionalen Ohr kennt der Patient bei der Untersuchung des kontraläsionalen Ohres die akustischen Reize, was die Messartefakte reduziert. Ergeben sich seitengleiche Hörkurven im Normalbereich (bis - 10dB der Normkurve), sollten

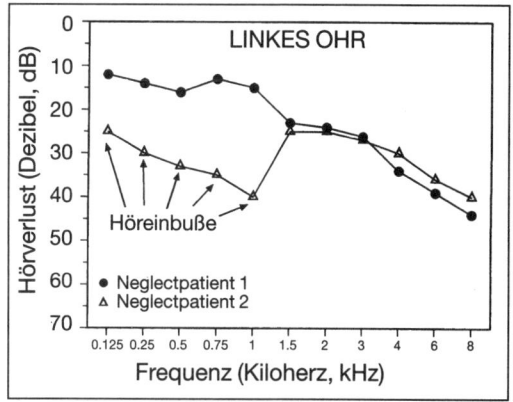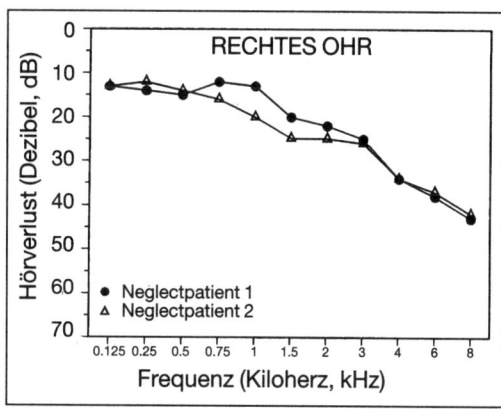

Abbildung 9: Ergebnisse der Reintonaudiometrie (Hörprüfung) am linken und rechten Ohr bei zwei Patienten mit linksseitigem Neglect (56 und 57 Jahre alt). Bei Neglectpatient 1 zeigt die Hörkurve keine Unterschiede zwischen den beiden Ohren, deshalb könnte bei diesem Patienten mit entsprechenden Tests ein akustischer Neglect erfasst werden. Im Unterschied dazu weist der zweite Neglectpatient am linken Ohr eine deutliche Einbuße für die tieferen und mittleren Frequenzen auf. Aufgrund dieser peripheren Hörstörung kann bei Patient 2 die Untersuchung und eventuelle Diagnose eines akustischen Neglects nicht erfolgen, da das periphere Hördefizit akustisch-räumliche Leistungen beeinträchtigen kann.

die Nichtbeachtung oder Fehllokalisation akustischer Reize als akustische(r) Neglect oder Extinktion bewertet werden. Steht dagegen trotz dieser Vorgehensweise ein einseitiger Hörverlust fest (insbesondere am kontraläsionalen Ohr), so kann die Diagnose eines akustischen Neglects nicht zweifelsfrei gestellt werden.

4.3.4   Hemiparese versus motorischer Neglect

Ebenso wie die Unterscheidung von Hemianopsie und visuellem Neglect bereitet die klinische Unterscheidung einer primären Parese von einem motorischen Neglect ebenfalls Probleme. Wo die Untersuchung mittels kortikaler Magnetstimulation (s. Tabelle 10) möglich ist, sollte sie zur zweifelsfreien Unterscheidung angewandt werden. Oft ist die Zeit für solche technischen Untersuchungen zu knapp oder die apparativen Vorraussetzungen liegen in der Klinik oder Praxis nicht vor. Was kann man sonst noch tun? Patienten, deren Arm zunächst wie paretisch erscheint, können manchmal auf explizite Aufforderung hin oder bei impliziter Aufforderung durch typischerweise beidhändig ausgeübte Handlungen (ein Tablett tragen, in die Hände klatschen) dann unerwartet doch den kontraläsionalen Arm bewegen. Dies spricht eindeutig gegen eine ausgeprägte Parese. Vielmehr scheint dann die Initiierung der Armak-

Neglectpatienten benutzen ihren Arm oft weniger als sie könnten

41

tivität das primäre Problem zu sein, was für einen motorischer Neglect spricht, allerdings eine *leichte* Parese auch nicht ausschließt.

4.4 Diagnostik und Differenzialdiagnostik der Posturalen Imbalance und der Pusher-Symptomatik

4.4.1 Beurteilungsverfahren

Es gibt zahlreiche klinische Skalen, in denen unter anderem Items zum Gleichgewicht im Sitzen, Stehen und Gehen enthalten sind. Die derzeit hinsichtlich Reliabilität und Validität wohl am besten untersuchte Skala für Balanceprobleme bei paretischen Patienten ist die Postural Assessment Scale for Stroke Patients (PASS; Benaim, Pérennou Villy, Rousseaux & Pelissier, 1999; s. Anhang). Sie untersucht das Halten einer Position und den Wechsel von Körperpositionen (im Sinne von Transfers) mit jeweils fünf bzw. sieben Items. Die PASS ist am ehesten für die ersten drei Monate nach der Hirnschädigung geeignet, danach sollten Verfahren mit schwierigeren Items verwendet werden.

Skalen für Posturale Defizite verfügbar

Die Ergebnisse der PASS korrelieren hoch mit quantitativen Ergebnissen zur Haltungsstabilisierung sowie mit Leistungen in der Subjektiven Taktilen und Posturalen Vertikalen. Des weiteren haben die Ergebnisse der PASS einen hohen prädiktiven Wert für den weiteren Verlauf der Posturalen Imbalance. Insgesamt kann die PASS als ein valides Instrument zur Erfassung posturaler Defizite nach Hirnschädigung und zur Prognose des Verlaufs solcher Störungen gelten.

Ein Verfahren zur Erfassung der Pusher-Symptomatik ist die von Karnath et al. (2001) auf der Basis der schon früher formulierten Kriterien für Pusherpatienten entwickelte standardisierte Pusherskala (s. Anhang). Im Vergleich zur PASS enthält diese Skala noch andere Elemente, wie etwa das Erfassen des aktiven Gegendrückens zur kontraläsionalen Seite, das für Pusherpatienten so charakteristisch ist. Im Gegensatz dazu erfasst die PASS vor allem die Fähigkeit zur Bewältigung von Transfers aus dem Sitzen oder Stehen, die für den Alltag wichtig sind, aber in der Pusherskala nicht enthalten sind.

4.4.2 Quantitative Verfahren

Zweiwaagentest als Screening

Ein einfaches *Screeningverfahren* zur ersten Erfassung einer PI bei Patienten, die zumindest einige Sekunden allein stehen können, ist der Zweiwaagentest. Hierbei steht der Patient mit jedem Bein auf je einer Personenwaage (deren Gewichtsanzeigen er nicht sieht!), welche die jeweilige Gewichtsverteilung auf dem ipsi- und kontraläsionalen Bein messen. Unterschiede von mehr als 10 kg zwischen dem Gewicht auf beiden Waagen sollten als ein Hinweis auf eine PI gedeutet werden.

Als *quantitative* Verfahren zur Analyse der PI bieten sich am ehesten Standplattformen an, mit denen die Variabilität (Total Sway Area) des Körperschwerpunktes (Center of Gravity oder Center of Pressure) sowie deren laterale (seitliche) und anterior- posteriore (nach vorn oder hinten) Abweichungen erfasst werden können (Herstelleradressen im Anhang). Diese Verfahren sind in der Regel erst sinnvoll einsetzbar bei Patienten, die nur noch eine Resthemiparese haben und zumindest für 30 Sekunden ohne Hilfe auf einer solchen Plattform stehen können. Somit sind sie eher für die postakute Rehabilitationsphase ab dem dritten Monat sinnvoll, da Neglectpatienten mit einer PI in den ersten drei Monaten oft noch nicht ohne Hilfe stehen können. Klassischerweise finden sich bei Neglectpatienten mit PI oder PI-Patienten mit inzwischen rückgebildetem Neglect eine große Verschiebung des Körperschwerpunktes zur ipsiläsionalen Seite sowie eine vergrößerte Variabilität (Total Sway Area). Patienten mit einer linksseitigen Hemiparese/-plegie nach einer rechtshemispärischen Schädigung und mit einem zusätzlichem linksseitigen Neglect weisen deutlich größere ipsiläsionale Abweichungen ihres Standschwerpunktes auf als vergleichbare Patienten ohne Neglect nach links- oder rechtshemispärischer Läsion und kontralateraler Hemiparese (s. Abbildung 17).

Quantifizierung des Körperschwerpunktes durch Standplattformen

4.5   Untersuchung der Unawareness

Hierzu stehen Fragebogenverfahren sowie einfache klinische Untersuchungen zur Demonstration eines Defizits zur Verfügung. Bei linkshemisphärisch geschädigten Patienten mit Sprachstörungen sind diese Verfahren jedoch oft nicht eindeutig bewertbar.

4.5.1   *Unawareness der Hemiparese*

Zur Erfassung der (Un)Awareness einer Hemiparese bietet sich am ehesten ein nach Starkstein, Fedoroff, Price, Leiguarda und Robinson (1992) adaptiertes Verfahren an (s. Anhang). Dieses Verfahren kann auch in gleicher Weise zur Überprüfung der Unawareness bei Gesichtsfeldausfällen verwendet werden.

4.5.2   *Unawareness des Gesichtsfeldausfalles*

Will man im klinischen Setting die Unawareness für die Hemiparese und einen Gesichtsfeldausfall in etwa vergleichbarer Weise erfassen, so bietet sich das oben geschilderte Verfahren von Starkstein et al. (1992) an, da die Bewertung für beide Störungen analog ist. Für die Einschätzung der (Un)awareness für einen Gesichtsfeldausfall bietet sich folgendes Bewertungsschema an (s.a. Kerkhoff, Schaub & Zihl, 1990):

**Awareness-
stufen bei
Gesichtsfeld-
ausfällen**

0 Punkte: Der Patient schildert seinen Gesichtsfeldausfall spontan oder nach der allgemeinen Frage: „Was ist der Grund für Ihren Aufenthalt im Krankenhaus?"

1 Punkt: Der Patient schildert den Gesichtsfeldausfall erst nach der speziellen Frage: „Sehen Sie auf einer Seite schlechter als auf der anderen?"

2 Punkte: Der Patient beschreibt den Ausfall erst nach Demonstration des Defizits, in dem der Untersucher seine Finger im blinden Gesichtsfeldbereich des Patienten bewegt und fragt: „Können Sie die Finger sehen, wie ich sie bewege?"

3 Punkte: Kein Anerkennen des Gesichtsfeldausfalles auch nach Demonstration des Ausfalles. Erklärung der Beschwerden durch irrelevante und unzutreffende Faktoren.

Diese vier unterscheidbaren Stufen lassen sich in etwa den vier Phasen der Awarenesssymptomatik in Abbildung 4 zuordnen (0 Punkte = vorausschauende Awareness; 3 Punkte: globale Unawareness).

Eine noch detailliertere Unterteilung der Unawareness für Gesichtsfeldausfälle nimmt Critchley (1949) vor:

– *Stufe 1:* totale Unawareness bei verbaler Befragung und Demonstration des Gesichtsfeldausfalles
– *Stufe 2:* Unawareness des Ausfalles selbst, aber die Folgen des Gesichtsfeldausfalles werden spontan oder bei Befragen geschildert (Anstoßen an Hindernisse, Übersehen von Personen, Leseprobleme)
– *Stufe 3:* Anerkennen des Defizits, aber Projektion auf andere, unzutreffende Ursachen (z. B. unzureichende Lichtverhältnisse)
– *Stufe 4:* Realisieren, dass etwas mit dem „Sehen" nicht in Ordnung ist, ohne dies näher erklären zu können
– *Stufe 5:* Awareness des Gesichtsfeldausfalles, dieser wird jedoch fälschlicherweise einem Auge (statt beiden Augen) zugeordnet
– *Stufe 6:* volle Awareness des Gesichtsfeldausfalles und seiner Ursachen und Folgen.

Hierzu ist zu bemerken, dass die Stufe 5 eigentlich nichts mit Unawareness sondern mit Fach- oder Kulturwissen zu tun hat, weil die völlige Awareness nach diesem Schema so viel anatomisches Grundwissen über den Verlauf der zentralen Sehbahn voraussetzt (dass bei einer homonymen

Hemianopsie beide Augen einen Halbfeldausfall aufweisen), wie es bei vielen Menschen nicht vorausgesetzt werden kann. Eine Schweregradunterscheidung anhand der restlichen Stufen ist klinisch durchaus sinnvoll, insbesondere wenn man den Verlauf eines Patienten von der Früh- bis zur postakuten Phase verfolgen will.

Aus methodischer Sicht ist noch zu beachten, dass es sich hier um *qualitativ definierte Kategorien* handelt, deren kategorialer oder gar Ordnungscharakter (im Sinne einer Awareness-*Hierarchie*) nie empirisch überprüft wurde.

4.5.3 Unawareness räumlicher Störungen

Weniger bekannt in der Literatur aber durchaus häufig in der Klinik zu finden sind Awareness-Defizite bei räumlichen Störungen (räumlich-perzeptive, räumlich-konstruktive, räumlich-kognitive und räumlich-topographische Defizite). Patienten bemerken oft Störungen in den ersten drei der vier genannten Kategorien nicht und schildern diese auch auf Befragen nicht. Lediglich Patienten mit räumlich-topographischen Störungen berichten häufiger von ihren Problemen in der räumlichen Orientierung und im Wegefinden und zeigen somit Einsicht in ihr Defizit.

Räumlich-perzeptive Störungen werden oft nicht bemerkt

Zur genaueren Erfassung bietet sich hier der schon erwähnte Fragebogen für räumliche Störungen (FRS, s. Anhang) an, der auch Items zu räumlichen Defiziten jenseits der Vernachlässigungssymptomatik enthält. Diese Fragen sind insofern auch relevant für Neglectpatienten, da diese Störungen oft mit Neglect assoziiert sind.

4.6   Erfassung des Restneglects

Wenngleich es in den ersten Monaten nach dem Schlaganfall häufig eine deutliche Spontanremission gibt, ist die Dynamik der Rückbildung später (> 3 Monate nach dem Ereignis) deutlich langsamer und geringer. Neglectphänomene können auch noch Jahre nach der Hirnschädigung nachgewiesen werden (Campbell & Oxbury, 1976; Zarit & Kahn, 1974), das gleiche gilt für die Extinktion (Karnath, 1988). Für die Erfassung von Restphänomenen eignen sich zum einen anspruchsvolle Testverfahren wie etwa visuelle Suchaufgaben mit einer Zeiterfassung (z. B. Neglectaufgabe in der Testbatterie zur Aufmerksamkeitsprüfung, TAP, s. Tabelle 9) oder die visuelle Extinktionsaufgabe aus dem Kölner Neglect-Test, zum anderen vor allem Beobachtungen im Alltag. Hierzu kann der Fragebogen räumlicher Störungen (s. Anhang) verwendet werden. Idealerweise sollte der Therapeut Alltagssituationen mit Dual-Task-Anforderungen (z. B. Gehen *und* Reden, Gehen *und* Explorieren) bzw. komplexe Suchaufgaben im Alltag zur Verhaltensbeobachtung verwenden (z. B. Fahrplan lesen, Einkaufen im Supermarkt, Orientierung an belebten Plätzen, Überqueren einer Straße, Ausweichen entgegenkommender Passanten). Der Therapeut sollte insbesondere darauf achten, ob bei längerer Belastung und Ermüdungserscheinungen vermehrt Neglectphänomene oder Extinktionsphänomene auftreten (s. a. Kerkhoff, 1999). Eine weitere Möglichkeit ist die großflächige Darbietung von Neglecttests mit einem Video/Datenprojektor, so dass auch Reize in der visuellen Peripherie dargeboten werden können. Dies erhöht die Sensitivität der üblichen Neglecttests – streng genommen müssten für diese spezielle Darbietungsform auch neue Normwerte erhoben werden.

4.7   Fahrtauglichkeit bei Neglect

Entsprechend den Richtlinien zur Fahrtauglichkeit (Gutachten „Krankheit und Straßenverkehr") dürfen Patienten mit einer Hirnschädigung die ersten 6 Monate nach der Erkrankung nicht selbstständig ein Kraftfahrzeug führen. Für viele Neglectpatienten bedeutet die in etwa 70% der Fälle assoziierte Hemianopsie meist automatisch ein Fahrverbot. Solange dieser Gesichtsfeldausfall fortbesteht (auch über 6 Monate hinaus), sollte der Patient darauf hingewiesen werden, dass er kein Kraftfahrzeug führen darf.

Für Neglectpatienten mit einem nur geringfügig beeinträchtigten (jenseits 60° Exzentrizität) oder gar intakten Gesichtsfeld ist es nach unserer Erfahrung unbedingt erforderlich, sie auf das Fahrverbot hinzuweisen, sofern Neglect- und Extinktionssymtptome über die 6-Monatsfrist weiterbestehen. Auch wenn der Patient „nur" noch Restneglectphänomene zeigt, etwa bei Ermüdung, Dual-Task-Bedingungen, oder in neuer Umgebung, sollte er kein Kraftfahrzeug führen. Da insbesondere Extinktionsphänomene bis zu mehreren Jahre nach der Hirnschädigung persistieren können, sind auch bei Vorliegen einer visuellen Extinktion – ohne Anzeichen eines visuellen Neglects – begründete Zweifel an der Fahrtauglichkeit zu formulieren. Im Zweifelsfall kann bei diesen Patienten eine praktische Fahrprobe weitere Informationen über das tatsächliche Fahrverhalten und eventuelle Neglectphänomene im Alltag geben.

Neben den Ergebnissen der Neglect- und Extinktionsprüfung sind natürlich auch die Beobachtungen zur Unawareness wichtig. Erfahrungsgemäß ist nur in sehr wenigen Fällen von Restneglect oder Extinktion die Awareness für die eigenen Handicaps so gut (d. h. es besteht eine vorrausschauende Awareness, s. Abbildung 4), dass keine Zweifel mehr an der Fahrtauglichkeit bestehen. Weitere Informationen finden sich bei Bülau und Steinmeyer (2001).

46

5   Behandlung von Neglect, Extinktion, Unawareness und Posturalen Störungen

5.1   Grundlagen der Neglectbehandlung

5.1.1 *Kurzzeitstimulationsverfahren als Grundlage zur Behandlung*

Vorläufer und damit Grundlage neuerer Therapieverfahren für den Neglect waren experimentelle Ergebnisse zur kurzfristigen Modulation von Neglectphänomenen durch sensorische Stimulation (Vallar, Guariglia & Rusconi, 1997; Kerkhoff, 2001). Sensorische Stimulation meint die vorübergehende Reizung eines bestimmten sensorischen Kanals mit der Absicht eine Aktivierungssteigerung durch die Stimulation herbeizuführen, welche wiederum den Neglect kurzfristig verringert. In den Transformationsmodellen (s. Kapitel 3.1.3) wird davon ausgegangen, dass zur sicheren Orientierung im dreidimensionalen Raum die Verknüpfung zahlreicher sensorischer, motorischer und kognitiver Eingangsinformationen zur Koordinierung der motorischen Reaktion der Person notwendig ist. Wenn nun einer dieser Eingangskanäle sensorisch stimuliert wird, könnte dies zu einer Veränderung des motorischen Outputs beim Patienten und damit eventuell zur Besserung der Neglectsymptomatik führen. Dieser Grundgedanke ist der Ausgangspunkt der beiden Therapieformen Optokinetische Stimulation und Nackenvibration. Die wichtigsten sensorischen Stimulationsverfahren sind in Tabelle 12 zusammengefasst und hinsichtlich ihres Wirkmechanismus und der Dauer der Effekte nach einer *einmaligen* Stimulation bewertet.

Sensorische Stimulation beeinflusst Neglect deutlich

Tabelle 12: Zusammenfassung kurzzeitiger Stimulationsverfahren zur Modulation von Neglect und Extinktion (Details u. Literatur in Kerkhoff, 2001)

Art der Stimulation	Prinzip der Modulation	Ergebnisse/Bewertung
Kalorisch-vestibuläre Stimulation	Verbesserung des Neglects durch Spülung der horizontalen Bogengänge, Aktivierung vestibulärer Funktionskreise	deutliche Verbesserung aller Neglectphänomene, Effekt hält ca. 10 bis 15 Minuten an
Optokinetische Stimulation	Verbesserung multimodaler Neglectdefizite durch die Aktivierung des vestibulären Kortex	vorübergehende deutliche Verbesserung aller Neglectphänomene, positive Nacheffekte bis 24 Stunden, auch langfristige Therapieeffekte

Art der Stimulation	Prinzip der Modulation	Ergebnisse/Bewertung
Aufmerksamkeitsausrichtung (Cueing)	Verwendung von Hinweisreizen (Cues) zur Ausrichtung der Aufmerksamkeit in den vernachlässigten Halbraum	kurzzeitige Reduktion des Neglects, Effekt hält nur Sekunden an
Nackenmuskel-Vibration	Vibration der kontraläsionalen Nackenmuskeln aktiviert das propriozeptive System und verbessert so das Geradeausempfinden und die Raumexploration	vorübergehend deutliche Verbesserung vieler Neglectphänomene, auch langfristige therapeutische Effekte
Limb Activation	Verbesserung des Neglects durch gleichzeitige Bewegung des kontraläsionalen Armes im kontraläsionalen Halbraum; dadurch soll es zu einer Aktivierung der geschädigten Hemisphäre und so zur Reduktion des Neglects kommen	vorübergehende Reduktion des visuellen Neglects; Effekt nur kurzzeitig; bei vielen Patienten wegen der Parese nicht einsetzbar oder wirkungslos
Periphere Magnetstimulation	magnetische Stimulation der Hand aktiviert den somatosensorischen Kortex und fördert so die Aktivierung der geschädigten Hemisphäre; dies reduziert die Extinktion	vorübergehende Reduktion des taktilen Neglects, positive Nacheffekte bis zu 24 Stunden nach der Stimulation
TENS	transcutane Aktivierung der kontraläsionalen Nackenmuskeln durch Niedervolt-Strom; führt zu einer unspezifischen kortikalen Aktivierung der rechten Hemisphäre	vorübergehende leichte Reduktion des visuellen und repräsentationalen Neglects
Prismen	Ausnutzen des sensomotorischen Rekalibrierungseffekts nach Tragen (15 Minuten) eines Prismas (Blickverlagerung um $10-15°$ zur ipsiläsionalen Seite)	vorübergehende deutliche Reduktion des multimodalen Neglects, Effekt hält bis zu 72 Stunden an; auch längerfristige therapeutische Effekte

Das Interessante an diesen Untersuchungen zur sensorischen Stimulation bei Neglect und Extinktion ist der Nachweis, dass sich beide bei entsprechender Stimulation kurzfristig deutlich bessern oder gar normalisieren (s. Beispiele in Abbildung 10).

Aus einigen der beschriebenen Verfahren wurden in der Zwischenzeit effektive Therapieverfahren entwickelt, die in Kapitel 5.3. sowohl von ihrer Grundlage her als auch vom praktisch-therapeutischen Vorgehen so detailliert beschrieben werden, dass sie vom Therapeuten mit einiger Übung einsetzbar sind.

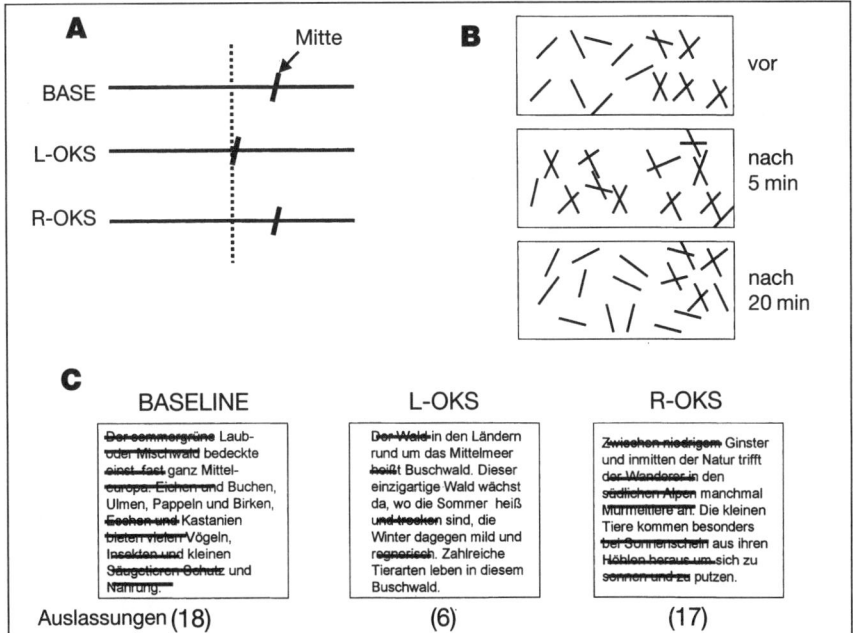

Abbildung 10: Darstellung sensorischer Kurzzeitstimulationseffekte bei Neglect. **A:** Der typische ipsiläsionale Teilungsfehler in der Linienhalbierung kann durch linksseitige Opto-kinetik (L-OKS) vorübergehend normalisiert werden, während rechtsseitige Optokinetik (R-OKS) ähnliche Effekte wie ein unbewegter Hintergrund (BASE) hat. **B:** Effekte kalo-risch-vestibulärer Stimulation (Spülung des horizontalen Bogenganges am linken Innen-ohr) auf die Leistungen im Durchstreichtest bei einem Patienten mit linksseitigem Neglect. 5 Minuten nach der Stimulation exploriert der Patient weiter nach links als vor der Stimula-tion. Nach spätestens 20 Minuten ist der modulierende Effekt der Stimulation vergangen. Repetitive Stimulation dieser Art hat allerdings aufgrund der Habituation der Patienten keinen anhaltenden therapeutischen Effekt. **C:** Optokinetische Stimulation nach links (L-OKS) führt bei Patienten mit linksseitigem Neglect zur Verbesserung des Lesens und zur Verringerung der Anzahl der Auslassungen (6) im Vergleich zu einer Baselinebedingung ohne solche Stimulation (18 Auslassungen) oder zu optokinetischer Stimulation nach rechts (R-OKS; 17 Auslassungen).

5.1.2 Theorie der Behandlung des Neglects und der assoziierten Störungen

Was ist das Ziel der Neglecttherapie? Ziel aller therapeutischen Bemühun-gen muss die Verbesserung der Alltagsleistungen des Patienten sein, damit dieser zunehmend selbständiger sein Leben bewältigen kann. Die weiter unten beschriebenen Therapieverfahren sind zu unterschiedlichen Zeit-punkten im Rehabilitationsverlauf sinnvoll. In der Akutphase (0 bis 4

Verbesserung alltagsrelevan-ter Leistungen wichtig

49

Monate nach der Erkrankung) geht es um eine möglichst rasche und intensive Stimulation des Patienten auf allen möglichen und für ihn angenehmen sensorischen Kanälen mit dem Ziel, die multimodale Vernachlässigungssymptomatik zu vermindern (s. Abbildung 11)

Zum Ende dieser *Aktivierungs- oder Restitutionsphase* sollten dann vermehrt strategiebezogene Kompensationsverfahren eingesetzt werden, die für den Alltag wichtige Strategien wie etwa koordinierte Augen- und Kopfbewegungen vermitteln. Auch die eventuelle Therapie assoziierter Störungen wie etwa räumlicher-perzeptiver oder zeitlicher Wahrnehmungsstörungen gehört in diese Phase – zu einem früheren Zeitpunkt hätten solche

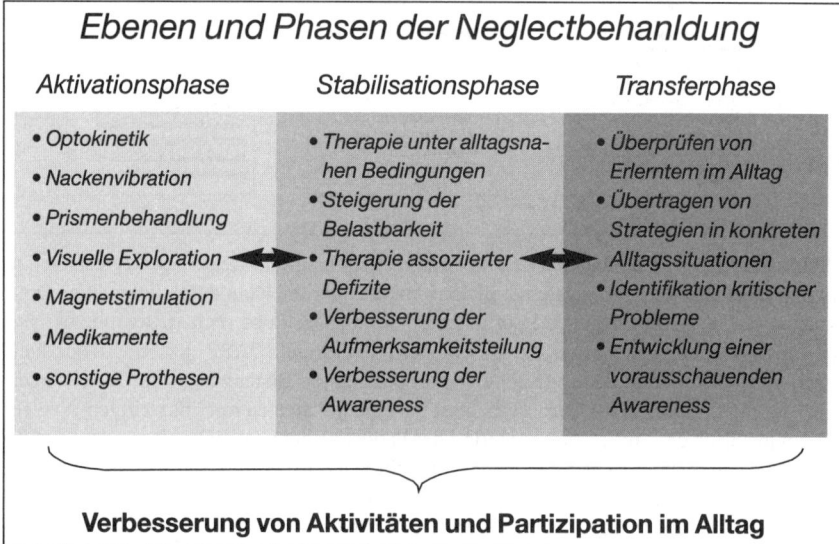

Abbildung 11: Schematische Übersicht über die Ebenen und Phasen in der Neglectbehandlung. Die in der linken Box aufgelisteten Stimulationsverfahren sind besonders in den ersten Monaten nach der Hirnschädigung zur Aktivierung von Restressourcen und zur multimodalen Stimulation des Patienten sinnvoll. In einer späteren Stabilisationsphase gewinnt die Behandlung unter alltagsnäheren Bedingungen sowie die Steigerung von Aufmerksamkeitsleistungen zunehmend an Bedeutung. Hier sollte auch mehr an der Verdeutlichung des Defizits zur Veränderung der Unawareness gearbeitet werden (was in der Aktivierungsphase oft noch nicht sinnvoll erscheint). In der Transferphase spielt der Transfer im Alltag bzw. das Überprüfen des in der Therapie Gelernten sowie die Identifikation kritischer Probleme eine immer größere Rolle. In diesem Zusammenhang ist auch die Förderung einer vorausschauenden Awareness aufseiten des Patienten für seine bestehenden Handicaps, aber auch vorhandener Fähigkeiten in Alltag und Beruf wichtig. Die Pfeile deuten den bidirektionalen Informationsaustausch zwischen diesen eher als Kontinuum zu verstehenden Phasen an. Das Ziel aller Maßnahmen ist – entsprechend des revidierten Modells der Weltgesundheitsorganisation zur Beschreibung von Krankheiten (ICIDH-2) die Verbesserung von *Aktivitäten* und *Partizipation* des Neglectpatienten im Alltag.

50

Maßnahmen noch wenig Sinn. Zum Ende dieser *Stabilisations- oder Konsolidierungsphase* sollten dann alltagsnähere Therapieverfahren eingeführt werden, die das direkte Üben wichtiger Alltagshandlungen zunehmend unter realen Alltagsbedingungen mit interferierenden Störreizen, Zeitdruck, und komplexerem Anforderungsprofil üben (z. B. die Aufmerksamkeitsteilung beim Gehen und Explorieren). In dieser *Transferphase* sollten Strategien aus der vorhergehenden Kompensationsphase in konkrete Alltagsabläufe eingebunden werden (Beispiel: ein Obstregal mit Augenbewegungen absuchen; gleichzeitig gehen und explorieren; sich unterhalten und gehen).

Transfer frühestmöglich in die Therapie einbauen

Üben wichtiger Strategien im Alltag

Eine andere Konzeption der Therapie, wie etwa ein sofortiges Beginnen mit alltagsorientierten Handlungen, ist in Anbetracht der kurzen Liegezeiten der Patienten zwar durchaus wünschenswert, aber nach klinischer Erfahrung in der Akutphase bei den meisten Neglectpatienten wegen einer Überforderung noch nicht möglich.

Alltagsorientierte Übungen in Akutphase noch nicht sinnvoll

5.1.3 Auswahl des Behandlungsverfahrens

Die Entscheidung für oder gegen ein bestimmtes Behandlungsverfahren bei einem individuellen Neglectpatienten hängt von einer Reihe Faktoren ab, wie etwa:

Auswahl des Therapieverfahrens

– *Verfügbarkeit der benötigten Materialien und Fertigkeiten:* Nach Möglichkeit sollten *alle Materialien und Geräte* der weiter unten als wirksam beschriebenen Therapieverfahren in einer Einrichtung vorhanden sein, um im Einzelfall tatsächlich die Wahl zwischen verschiedenen Methoden zu haben. Therapieansätze, die kein Material erfordern, dafür aber das Erlernen bestimmter Fertigkeiten beim Therapeuten, sollten ebenso wie die entsprechenden Programme oder Therapiegeräte in entsprechenden Fortbildungen bei fachkundigen Referenten erworben werden.
– *Wirksamkeit des Verfahrens:* derzeit gibt es noch sehr wenige direkte Vergleiche einzelner Therapietechniken bei Neglectpatienten hinsichtlich ihrer Wirksamkeit. Wo entsprechende Erfahrungen vorliegen, sind sie in den unter 5.2 aufgelisteten Behandlungsverfahren (meist in den Behandlungsplänen) aufgeführt. Von dieser generellen Wirksamkeit eines Verfahrens im Rahmen einer Gruppenstudie kann zwar mit einer gewissen Wahrscheinlichkeit auf die Wirksamkeit im jeweiligen Einzelfall geschlossen werden – eine Garantie ist dies jedoch nicht. Hinsichtlich der sensorischen Stimulationsverfahren im engeren Sinne ist bekannt, dass Nackenmuskelvibration und Optokinetische Therapie wirksamer sind als das visuelle Explorationstraining, das wiederum wirksamer ist als die TENS-Behandlung. Letztere ist aber durchaus wirkungsvoll für die Behandlung der Posturalen Imbalance.
– *Verträglichkeit der Behandlung durch den Patienten/Ausschlussgründe:* Wenn ein Patient während der ersten Stunden eines Behandlungsverfahrens unangenehme Begleiterscheinungen schildert, die auch bei Varia-

tion der Technik nicht zu beheben sind, sollte eine andere Behandlungsmethode gewählt werden (z. B. ein Patient findet den Vibrationsreiz unangenehm). Mögliche Ausschlussgründe für einzelne Behandlungsverfahren sind jeweils angegeben (z. B. Limb-Activation-Training ist wegen der Hemiparese nicht anwendbar).

– *Zeitliche Koordinierung, Anzahl und Dauer der Therapiesitzungen:* In der Akutphase (wenn die Schädigung weniger als 4 Monate zurückliegt) ist es fast immer günstiger, *kurze, aber dafür häufigere Therapiesitzungen,* möglichst vormittags, mit den Patienten durchzuführen, da die Patienten hier oft noch alerter und besser belastbar sind als nach der Mittagspause und einem eventuellen Mittagsschlaf. Ideal sind 15 bis 25 Minuten Therapie zweimal am Tag, realistisch ist oft eine Therapiesitzung pro Tag. Divergierende Angaben zu diesem Punkt sind bei den einzelnen Therapieverfahren vermerkt.

– *Kombinationsbehandlungen:* Diese sollten soweit möglich unbedingt angestrebt werden, da ein größerer Effekt als bei Behandlung mit einem Therapieverfahren sehr wahrscheinlich ist (vgl. Brunila, Lincoln, Lindell, Tenovuo & Hämäläinen, 2002).

– *Experimentelle Therapiediagnostik:* Ideal, aber zeitaufwändig und im klinischen Alltag oft schwer zu realisieren ist eine individuelle Therapiediagnostik. Hierzu wählt der Therapeut einen relevanten und beliebig oft (ohne Gedächtniseffekte) wiederholbaren Neglecttest aus, etwa das Linienhalbieren im VS-Programm oder einen Durchstreichtests mit Bleistift und Papier oder einen Subtest aus den beiden Neglect-Test-Batterien (NET, Kölner Neglect Test), die Scanning-Aufgabe in der Test-Batterie zur Aufmerksamkeitsprüfung (TAP) oder Parallelformen eines kurzen Lesetests. Diesen führt er zweimal als Vortest durch und erprobt anschließend die verschiedenen Behandlungstechniken in einer Art Kurzzeitstimulationversuch aus. Abschließend sollte wiederum eine Nachuntersuchung ohne spezifische Stimulation durchgeführt werden. Am Ende werden die Leistungen des individuellen Neglectpatienten unter allen erprobten Therapieverfahren miteinander verglichen. Der Therapeut wählt dann das Verfahren aus, unter dem der Patient die besten Leistungen aufwies. Abgesehen vom ökonomischen Aspekt eines solchen Versuches ist natürlich zu beachten, dass es strenggenommen einer größeren Anzahl von Messungen für jede Bedingung bedarf, um sicher entscheiden zu können, von welcher Therapie der Patient tatsächlich signifikant am meisten profitieren würde.

– *Fachübergreifende Behandlungsverfahren:* wo möglich, sollten diese unbedingt realisiert werden, weil dadurch der Kontext gewechselt wird und die Wahrscheinlichkeit eines stabilen Transfers von Therapieeffekten in den Alltag erhöht wird. Beispiele für solche übergreifenden Verfahren könnte die Nackenvibration im neuropsychologischen, krankengymnastischen und/oder ergotherapeutischen Kontext sein oder die TENS-Behandlung in der Krankengymnastik und durch die Pflege oder

das Limb-Activation-Training im Bereich der Selbsthilfe, der Krankengymnastik, der Ergotherapie und der Neuropsychologie, oder die optokinetische Stimulation in der Physiotherapie.

5.1.4 Wirksamkeit der Behandlungsverfahren

In Tabelle 13 sind die gegenwärtigen Befunde zur generellen Wirksamkeit
der in Kapitel 5.2 behandelten Therapieverfahren dargestellt. Die Einschätzung der Wirksamkeit beruht in den meisten Fällen auf Ergebnissen
aus Gruppenstudien, die nicht immer direkt auf den individuellen Patienten übertragbar sind; sie sind aber eine Orientierungshilfe. Für eine
vergleichende Beurteilung der Wirksamkeit fehlen aber in vielen Berei-

Tabelle 13: Beurteilung der vergleichenden und anhaltenden Wirksamkeit verschiedener
Behandlungsverfahren bei Neglect, Extinktion, Unawareness und posturalen Störungen.
Die Wirksamkeit wird dargestellt nach folgendem Schema: +++: in wissenschaftlichen
Therapiestudien nachweislich wirksamer als eine spezifische Alternativbehandlung; ++: in
wissenschaftlichen Therapiestudien nachweislich wirksamer als die Nichtbehandlung in
einer Kontrollgruppe; +: klinische Wirksamkeit in Einzelfällen bekannt, jedoch nicht in
Vergleichsstudien abgesichert; (+): kurzzeitig wirksam, längerfristige Wirksamkeit jedoch
nicht bekannt; —: nachweislich unwirksam in klinischen Studien; n.u.: Wirksamkeit
bislang nicht untersucht; detaillierter referiert in Kerkhoff (2001).

	Neglect	Extinktion	Posturale Defizite	Unawareness
Visuelle Exploration	++	n.u.	n.u.	n.u
Nackenvibration	+++	n.u.	n.u.	n.u
Optokinetik	+++	n.u.	n.u.	
Limb-Activation	+	n.u.	n.u.	n.u.
Aufmerksamkeits-training	++	n.u.	n.u.	n.u.
Prismenadaptation	++	(+)	(+)	n.u.
TENS	—	(+)	(+)	n.u.
Periphere Magnet-stimulation	n.u.	(+)	n.u.	n.u.
Sensorisches Training	n.u.	++	n.u.	n.u.
Alltagsorientierte Therapie	+	n.u.	n.u.	+

chen noch wissenschaftlich gesicherte Ergebnisse, so dass auch klinische Erfahrungen an Einzelfällen mit in die Tabelle aufgenommen wurden.

5.1.5 Umgangshinweise für Angehörige und Pflegepersonal in der Akutphase

Akute Neglectpatienten bieten ein komplexes Krankheitsbild, das von Angehörigen oft nicht richtig eingeordnet werden kann. Daher sollten sie beim Erstkontakt mit dem Therapeuten über einige wichtige Aspekte aufgeklärt werden.

– *Orientierung des Bettes/Kontaktaufnahme:* In der Akutphase sollten Neglectpatienten im Bett von ihrer *intakten (ipsiläsionalen)* Seite her angesprochen werden und das Bett entsprechend im Raum positioniert werden, da in vielen Fällen nur so eine Kontaktaufnahme möglich ist. Versuche, Patienten durch die alleinige Ansprache von der vernachlässigten Seite her zu trainieren, sind unethisch und haben nicht zu der erhofften rascheren Rückbildung der Symptomatik geführt (Loverro & Reding, 1988). Patienten, die von der ipsiläsionalen Seite angesprochen wurden, zeigten einen ähnlichen Rehabilitationsverlauf wie solche Patienten, bei denen die Kontaktaufnahme ausschließlich von der kontraläsionalen Seite her erfolgte (Loverro et al., 1988). Sobald der Patient mit Augen- und Kopfbewegungen die Mittellinie zur kontraläsionalen Seite überqueren kann, sollte natürlich auch von dieser Seite her die Kontaktaufnahme erfolgen.
– *Akustische Raumorientierung:* In der Akutphase haben viele Neglectpatienten besondere Probleme, Schallquellen (Stimmen, Geräusche) im Raum zu orten. Das Orten einer Schallquelle (z. B. eines Sprechers) fällt ihnen jedoch leichter, wenn sie gleichzeitig am selben Ort die sprechende Person sehen und eventuell fühlen können (z. B. wenn sie die Hand des Sprechers halten). Diese crossmodale Integration führt bei Neglectpatienten zu einer besseren Entdeckung von Reizen im vernachlässigten Halbraum (Frassinetti, Pavani & Ladavas, 2002).
– *Aufklärung der Angehörigen:* Für viele Angehörige ist das Nichtwahrnehmen der kontraläsionalen Raum- und Körperhälfte sowie die Unawareness aufseiten des Patienten schwer nachvollziehbar. Manchmal wird dies für ein generelles Intelligenzproblem oder für eine vorgetäuschte Problematik (Simulation) gehalten. Hier ist es wichtig, die Angehörigen dahingehend aufzuklären, dass es sich um die direkten Folgen der Schädigung bestimmter Hirnregionen handelt, die für die Wahrnehmung der gegenüberliegenden Körper- und Raumhälfte sowie für die Wahrnehmung der eigenen Krankheit notwendig sind. Manchmal ist auch der Hinweis angebracht, dass der Therapeut, Neuropsycholgoge oder Arzt selbst bei einem entsprechenden Infarkt genau die gleichen Symptome erleiden würde und ihm sein Expertenwissen über den Neglect keines-

wegs helfen würde. Auch sollte darauf verwiesen werden, dass der Patient in bestimmten (nichträumlichen) Aspekten meist vollkommen unbeeinträchtigt ist und nicht an einer generellen intellektuellen Störung oder gar Demenz leidet. Die Angehörigen sollten auch darüber informiert werden, dass der Krankheitsverlauf über mehrere Monate geht und intensive Behandlung notwendig ist (s. a. Kerkhoff, in Druck b).

5.2. Beschreibung der Therapieverfahren

5.2.1 Optokinetische Stimulationstherapie (OKS)

Die Darbietung homogener, aus vielen gleichen Einzelsymbolen bestehender Muster, die sich alle gleichzeitig zur vernachlässigten Seite bewegen (optokinetische Stimulation, OKS), reduziert für kurze Zeit zahlreiche Neglectphänomene in der visuellen, akustischen und taktilen Modalität (s. Abbildung 12).

Multimodale Therapieeffekte durch Optokinetik

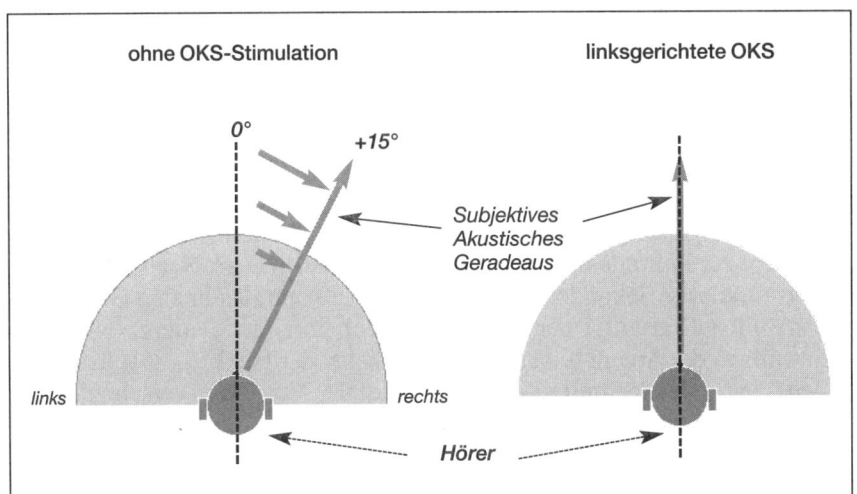

Abbildung 12: Kurzzeitiger Einfluss von optokinetischer Stimulation (linksgerichtet) bzw. fehlender OKS-Stimulation auf das akustische subjektive Geradeausempfinden bei einem Neglectpatienten (von oben betrachtet). Ohne optokinetische Stimulation zeigt dieser Patient eine pathologisch nach rechts verschobene subjektive Geradeausrichtung im Hören (linkes Bild), die sich bei Betrachten linksseitiger OKS normalisiert (rechtes Bild).

Die wiederholte OKS als Therapie des Neglects führt zu größeren Verbesserungen bei Neglectpatienten als das visuelle Explorationstraining (s. Kapitel 5.2.4), sowie zu Verbesserungen in der visuellen und akustischen Modalität. Für die Durchführung dieser Therapie benötigt der Therapeut spezielle Software, die die Darbietung und Variation solcher Optomuster erlaubt. Hier bietet sich das VS-Programm (Quelle s. Anhang) an, das diesen Stimulationsmodus ermöglicht. Neben reiner OKS können gleichzeitig zur Stimulation auch Texte oder Explorationsvorlagen in einem Fenster eingeblendet werden.

Behandlungsplan für die Durchführung der repetitiven optokinetischen Stimulationsbehandlung (OKS)

- *Anamnese und Diagnostik:* Fremdanamnese der visuellen Alltagsprobleme (Anstoßen, Übersehen, Überblick in Menschenmengen, Einkaufen, Straße überqueren, Probleme bei Dual-Task-Anforderungen).
- *Vorbereitung der Therapie:* Ziel ist die großflächige Darbietung von Optomustern am Großbildschirm eines PCs (mindestens 17-Zoll-Monitor) oder an der Wand mit einem Beamer im leicht abgedunkelten Raum (zur Kontrastverbesserung). Die horizontale und vertikale Ausdehnung des Stimulationsfeldes sollte mindestens 35° x 30° betragen. Die Driftgeschwindigkeiten können von 5 bis 50°/s variiert werden, um die Aufmerksamkeit des Patienten zu gewährleisten. Die Driftrichtung sollte immer horizontal in Richtung des vernachlässigten Halbfeldes sein. Das Vorhandensein eines Gesichtsfeldausfalles ist kein Hindernis für die Therapie, da visuelle Bewegungsreize auch in blinden Gesichtsfeldarealen verarbeitet werden.
- *Durchführung der Therapie:* Der Patient soll Augenfolgebewegungen zur vernachlässigten Seite durchführen, indem er sich an einem sich bewegenden Objekt mit den Augen „festhält" und sich von diesem zur kontraläsionalen Seite herüberziehen lässt. Nach Möglichkeit für einige Sekunden mit dem Blick am kontraläsionalen Bildrand verweilen (Variante: der Therapeut steht dort, der Patient soll ihm jeweils in die Augen blicken). Danach kehrt der Blick zur ipsiläsionalen Seite des Stimulationsfeldes zurück. Variation verschiedener Aufgabenparameter (Geschwindigkeit, Anzahl, Farbe, räumliche Anordnung der Symbole im Optomuster) um die Aufmerksamkeit des Patienten an die Aufgabe zu binden. Häufige Pausen bei sichtbarer Ermüdung, spätestens jedoch nach 10 Minuten.
- *Therapiefrequenz:* Mindestens 5 Sitzungen pro Woche mit einer Dauer von 30 bis 45 Minuten pro Sitzung.
- *Therapievarianten:* Die Kombination von Augenfolgebewegungen mit der Bewegung des kontraläsionalen Armes in Richtung des vernachlässigten Halbfeldes ist sinnvoll. Dazu schaut der Patient seinen eigenen Arm an und bewegt diesen zur vernachlässigten Seite, etwa um ein Objekt zu greifen. Die OKS kann auch mit der Nackenvibration kombiniert werden, wenn der Patient dies toleriert.
- *Probleme oder Komplikationen:* keine bekannt.

Zur OKS-Darbietung sollten jeweils mindestens 30 Symbole (Größe: mindestens 1°) dargeboten werden, die sich kohärent mit der gleichen Geschwindigkeit zur kontraläsionalen Seite bewegen. Um die Aufmerksamkeit des Patienten zu erhöhen, sollten nacheinander verschiedenartige Optomuster verwendet werden, auf denen Farbe, Anzahl und Geschwindigkeit jeweils leicht variiert dargeboten werden. Pro Therapiesitzung sollten mehrere Perioden mit OKS-Phasen à 5 bis 10 Minuten durchgeführt werden, mit jeweils 3 bis 4 Minuten Pause dazwischen. Für weniger belastbare Patienten kann die Dauer der Stimulationsphasen durch häufigere Pausen entsprechend verkürzt werden. Wichtig erscheint dagegen, dass mindestens fünf mal pro Woche stimuliert wird, ideal wären 2 x 30 Minuten Therapie pro Werktag. Die Instruktionen während der Therapie sollten sinngemäß lauten:

Aufmerksamkeitsbindung des Patienten an die Aufgabe wichtig

- „Schauen Sie den Symbolen hinterher, die sich nach links[1] (kontraläsional) bewegen! Versuchen Sie, sich an einem Symbol mit Ihren Augen „festzuhalten", lassen Sie sich davon zur linken (kontraläsionalen) Seite hinüberziehen."
- „Wenn Sie mit Ihrem Blick an der linken (kontraläsionalen) Seite angelangt sind, versuchen Sie nach Möglichkeit, dort mit dem Blick einige Sekunden zu verweilen. Danach kehren Sie mit dem Blick zum rechten (ipsiläsionalen) Bildschirmrand zurück und wiederholen die Übung."

Augenfolgebewegungen zur vernachlässigten Seite üben

Die OKS-Therapie kann mit anderen Therapieverfahren kombiniert werden, etwa mit der Prismenadaptation, der Nackenvibration oder dem visuellen Explorationstraining. Im letzteren Fall sollte die Optokinetik nicht die Bereiche der Explorationsvorlage überlagern, sondern ein Fenster in der Mitte des Bildschirms ohne Drift dargeboten werden. In diesem Fenster können dann visuelle Explorations- und Lesevorlagen gezeigt werden. Ein exemplarischer Fall (s. Abbildung 13) zeigt die dauerhafte Wirksamkeit wiederholter OKS bei einem Patienten mit einer ausgeprägten Neglectdyslexie (vgl. Kerkhoff et al., 2001; siehe auch Fallbeispiel, Kapitel 7).

Optokinetik wirksamer als Exploration

Kontrollierte und randomisierte Gruppenstudien zur Wirksamkeit dieser Therapiemethode im Vergleich zu anderen Therapieverfahren des Neglects sind derzeit in Arbeit (Kerkhoff, 2003; Kerkhoff et al., 2003a, b).

---

[1] Bei einem Patienten mit rechtsseitigem Neglect sollte dieser den sich nach rechts bewegenden Symbolen hinterherschauen.

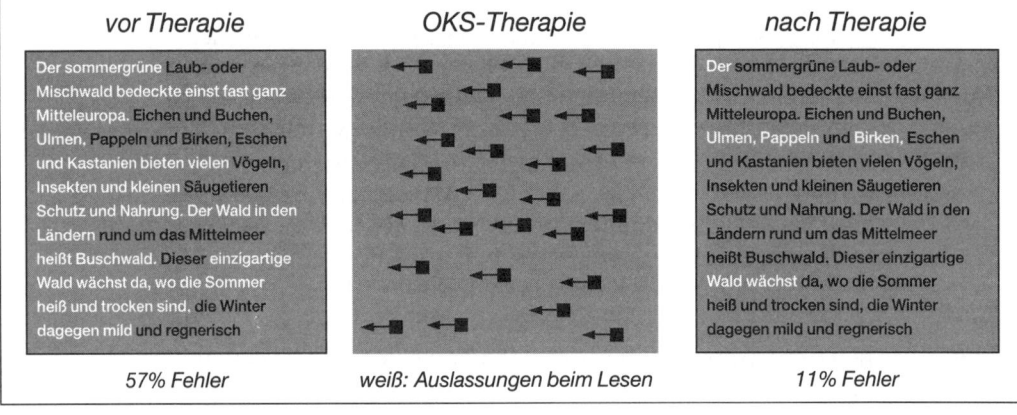

vor Therapie	OKS-Therapie	nach Therapie
57% Fehler	weiß: Auslassungen beim Lesen	11% Fehler

Abbildung 13: Darstellung der Ergebnisse von 5 Sitzungen linksgerichteter OKS zur Behandlung der Neglectdyslexie bei einem Patienten mit linksseitigem, multimodalem Neglect. Es kommt zu einer deutlichen Reduktion der linksseitigen Auslassungen von 58% auf 12% im Laufe der OKS-Behandlung

5.2.2 Nackenmuskelvibration

Die mechanische Vibration der kontraläsionalen Nackenmuskulatur bei Neglectpatienten führt zu einer kurzfristigen Verbesserung der Neglect-

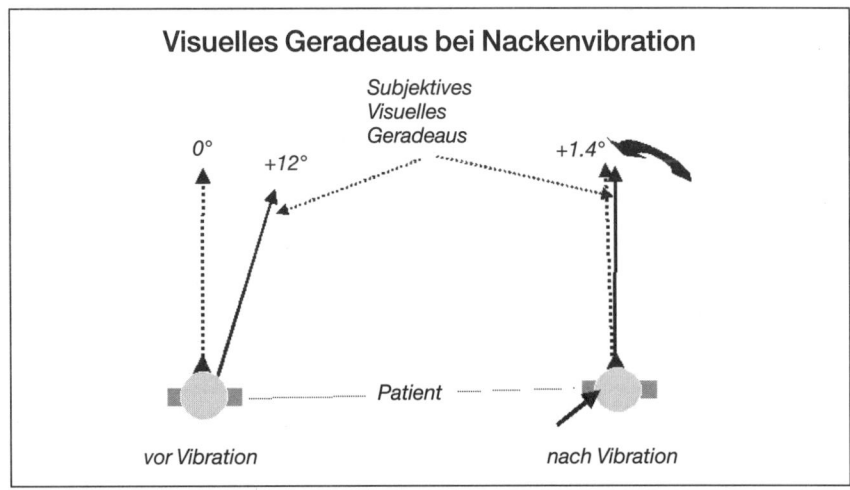

Abbildung 14: Exemplarische Ergebnisse von 15 Therapiesitzungen Nackenmuskelvibration bei einem Patienten mit linksseitigem Neglect auf das subjektive visuelle Geradeaus. Es kommt zu einer Reorientierung der ursprünglich verschobenen subjektiven Geradeaus-richtung (+12°) in den Normalbereich hinein (+1.4° nach Vibration).

symptomatik in allen drei Hauptmodalitäten. Abbildung 14 zeigt exemplarisch die Normalisierung der subjektiven visuellen Geradeausrichtung bei einem Patienten mit linksseitigem Neglect vor und nach linksseitiger Nackenvibration.

Eine wiederholte Nackenvibration hat – ähnlich wie die optokinetische Behandlung – multimodale Behandlungseffekte, die größer sind als beim visuellen Explorationstraining. Zur Vibration können einfache Vibrationsgeräte mit einem kleinem Aufsatz (Durchmesser < 1.9 cm) aus Sanitätshäusern oder Apotheken verwendet werden, die üblicherweise für die Muskelrelaxation eingesetzt werden (Adresse s. Anhang). Inzwischen gibt es auch ein portables, batteriebetriebenes Gerät zur Nackenvibration (s. Anhang), das auch während anderer Behandlungen eingesetzt werden kann (z. B. in der Physiotherapie, im Krankenbett). Der wesentliche Mechanismus der Nackenmuskelvibration scheint darin zu liegen, dass dadurch ein Netzwerk kortikaler und subkortikaler Hirnstrukturen (insulärer Kortex, sekundärer somatosensibler Kortex) aktiviert wird (Bottini et al., 2001). Diese Regionen sind an den Prozessen der multimodalen Raumorientierung maßgeblich beteiligt. Durch die Nackenvibration kommt es vermutlich zu einer Funktionssteigerung in Teilen dieser Hirnregionen, die bei Neglectpatienten wiederum zu einer Verbesserung der gestörten Raumorientierung beiträgt. Der folgende Behandlungsplan fasst die wichtigsten Schritte der Nackenmuskelvibration zusammen.

Vibration wirksamer als Explorationstraining

**Behandlungsplan für die Durchführung
der Nackenmuskelvibration bei Neglect (Details)**

– *Anamnese und Diagnostik:* Fremdanamnese der visuellen Alltagsprobleme (Anstoßen, Übersehen, Überblick in Menschenmengen, Einkaufen, Straße überqueren, Probleme bei Dual-Task-Anforderungen…); speziell: Verspannungen am kontraläsionalen Nacken? Wenn ja, verschwinden sie mit der Vibration? Ist dies nicht der Fall, Abbruch der Vibration.

– *Vorbereitung der Therapie:* Identifikation des optimalen Punktes am kontraläsionalen Nacken, um visuelle Scheinbewegungen eines statischen Lichtpunktes zu erzeugen. Dazu Variation des Aufsatzpunktes des Vibrationsgerätes (s. Skizze), während Patient auf einen kleinen Lichtpunkt im abgedunkelten Raum blickt. Therapeut fragt Patient, wann sich der Punkt scheinbar nach ipsiläsional (horizontal oder schräg) bewegt. Wenn eine solche Stelle am Nacken gefunden wurde, wird diese mit Filzstift für die späteren Sitzungen markiert.

- *Durchführung der Therapie:* Vibration der kontraläsionalen Nacken-muskeln an der zuvor identifizierten Stelle (s. Vorbereitung) durch einen handgehaltenen Vibrator während Patient sitzt oder steht. Alternativ kann auch ein Dauer-Vibrationsgerät mit einem Pflaster auf die Stelle geklebt werden (Geräte s. Anhang).
- *Therapievarianten:* Kombination der Vibration mit anderen Trainings (Exploration, Lesen, OKS) oder Anwendung in verschiedensten Alltags- oder Therapiesituationen (Physio-, Ergotherapie); evtl. Verwendung eines dauerhaft angebrachten Vibrationspflasters an gleicher Stelle zur kontinuierlichen Vibration.
- *Therapiefrequenz:* Empfohlene Häufigkeit/Dauer/Anzahl der Therapiesitzungen: 15 bis 45 Minuten, 5 x pro Woche.
- *Probleme oder Komplikationen:* Das Finden der optimalen Position am Nacken ist manchmal schwierig; 1/3 der Gesunden zeigt nur eine schwache Reaktion auf die Vibrationsillusion. Ältere Patienten empfinden die Vibration manchmal als unangenehm.

In Abbildung 15 ist das Verfahren zur Suche des optimalen Stimulations-punktes grafisch illustriert. Die Vibrationsbehandlung kann ebenfalls mit

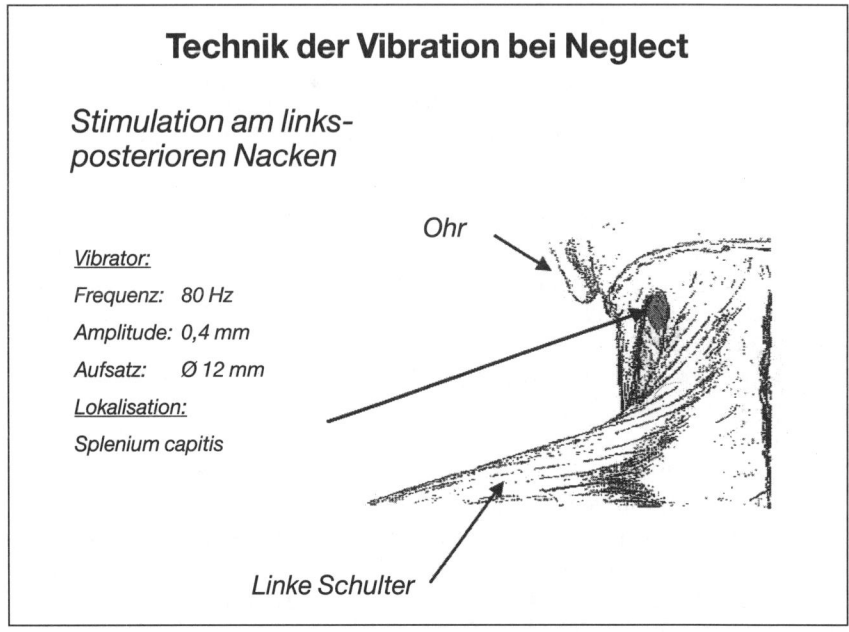

Abbildung 15: Exemplarische Darstellung der Nackenmuskelvibration am linken kontra-läsionalen Nacken bei einem Patienten mit linksseitigem Neglect. Es sollte an der schraf-fiert markierten Halsposition vibriert werden (s. langer Pfeil). Die linke Schulter und das linke Ohr dienen als anatomische Referenz.

anderen Therapieverfahren kombiniert werden, etwa dem Visuellen Explorationstraining oder OKS. Zeigt ein Patient keinerlei Effekt der Vibration im ersten Versuch, obwohl zahlreiche Positionen am kontraläsionalen Nacken mit dem Vibrator ausprobiert wurden, so sollte die Nackenmuskelvibration nicht zur Therapie eingesetzt werden, da dann auch nur ein geringer Langzeiteffekt wiederholter Vibration zu erwarten ist (Schindler, Kerkhoff, Karnath, Keller & Goldenberg, 2002).

5.2.3 Visuomotorische Prismenadaptation

Prismen werden gelegentlich zur Neglectbehandlung verwendet, um den Blick des Patienten in den *vernachlässigten* Halbraum abzulenken, damit dieser dort mehr visuelle Informationen entdeckt (Rossi et al., 1990). Eine andere vielversprechende Behandlungsmethode basiert auf dem *gegenteiligen* Prinzip. Der Patient (mit linksseitigem Neglect) erhält für 15 Minuten eine Prismenbrille (s. Abbildung 16) mit +10° oder +15° Abweichung nach ipsiläsional aufgesetzt.

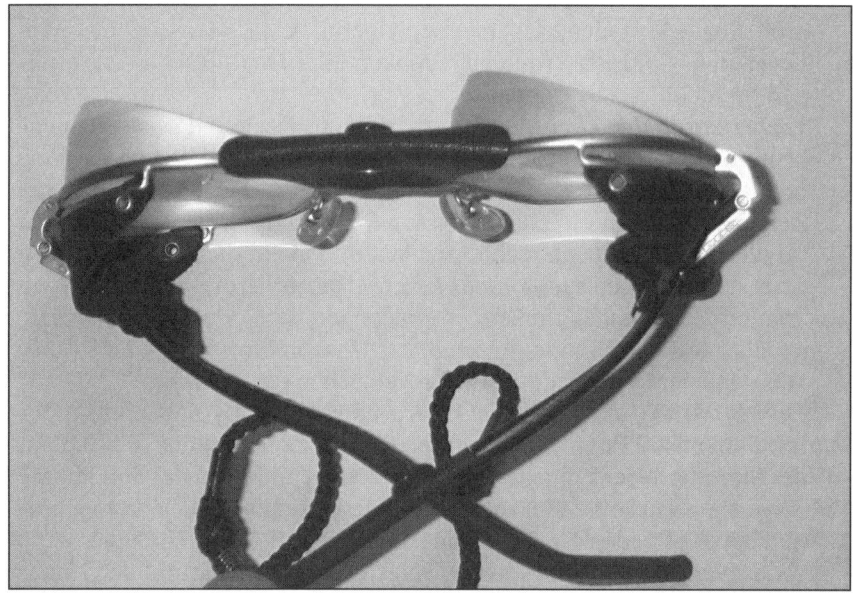

Abbildung 16: Prismenbrille für die Neglecttherapie. Das Prisma führt zu einer Ablenkung des Abbildes um 15° nach rechts (gedacht für Patienten mit linksseitigem Neglect). Für Patienten mit rechtsseitigem Neglect müsste analog ein Prisma mit -15° (Deviation nach links) zur Behandlung verwendet werden.

Mit dieser Brille und dem entsprechend nach rechts verlagerten Sehfeld lernt er dann schrittweise auf Zielreize zu zeigen, die vor ihm auf den Tisch aufgeklebt sind. Nach anfänglichem Vorbeizeigen (aufgrund des Prismas) lernen Gesunde wie Neglectpatienten rasch, genau auf die Zielreize zu zeigen. Nach etwa 15 Minuten setzt der Patient dann die Brille wieder ab und erfährt dann folgerichtig den umgekehrten Prismen-Effekt (Readaptationseffekt): er zeigt zu weit nach links, weil er immer noch an die vorherige Situation mit der Prismenbrille gewöhnt ist. Dieser günstige *Überkompensationseffekt* hält offensichtlich bei Neglectpatienten bis zu 3 Tage nach einer einmaligen Stimulation an (Rossetti et al., 1998). Zeigt der Patient keinen Readaptationseffekt, so sollte diese Therapie nicht angewendet werden, da der Patient wahrscheinlich auch langfristig nicht davon profitiert. Neueren Ergebnissen zufolge kann diese Readaptation täglich bis zu zweimal durchgeführt werden, ohne dass sich eine Habituation ergibt. Nach 20 solchen Prismenadaptationssitzungen ergaben sich signifikante Verbesserungen in der visuellen Neglectsymptomatik im Nah- und Fernraum sowohl in Labor- als auch Alltagstests (Frassinetti, Angeli, Meneg-

---

Behandlungsplan für die Durchführung der visuomotorischen Prismenadaptation

- *Anamnese und Diagnostik:* Fremdanamnese der visuellen Alltagsprobleme (Anstoßen, Übersehen, Überblick in Menschenmengen, Einkaufen, Straße überqueren, Probleme bei Dual-Task-Anforderungen…).
- *Vorbereitung der Therapie:* Patient sitzt am Tisch und sctzt Prismenbrille mit 15°- Abweichung in Richtung ipsiläsional auf (d. h. nach rechts bei linksseitigem Neglect). Patient soll rasche (ballistische) Zeigebewegungen zu 3 aufgeklebten Punkten auf dem Tisch machen (je 50 nach links, nach rechts, zur Mitte). Patient darf die Hand beim Start der Zeigebewegung *nicht* sehen, danach ist die Sicht der Hand erlaubt. Nach anfänglichem Vorbeizeigen lernt der Patient rasch, genauer auf die Punkte zu zeigen (= visuomotorische Adaptation). Absetzen der Brille nach 150 Zeigeversuchen (ca. 15 min).
- *Durchführung der Therapie:* Überprüfen des Post-Adaptationseffektes: Patient soll Prismenbrille absetzen und spontan (ohne die Hand in der Startphase der Zeigebewegung zu sehen) auf einen der drei Punkte zeigen. Patient sollte nun zu weit nach links zeigen (= Überkompensation bei der Readaptation). Ist dies nicht der Fall, keine Therapie.
- *Therapiefrequenz:* Empfohlene Häufigkeit/Dauer/Anzahl der Therapiesitzungen: 1 bis 2 x täglich für 15 Minuten.
- *Therapievarianten:* Kombination mit Exporationstraining, Vibration oder OKS sinnvoll, aber bislang nicht erprobt (jedoch nicht gleichzeitig mit der Prismenadaptation).
- *Probleme oder Komplikationen:* Manche Patienten zeigen keinen Re-Adaptationseffekt nach der Prismenadaptation; falls dies der Fall ist, sollte die Therapie nicht fortgeführt werden.

hello & Làdavas, 2002). Patienten mit Neglect und Hemianopsie profitieren weniger von der Prismenadaptation als Neglectpatienten mit intaktem Gesichtsfeld. Wahrscheinlich kann die Prismenadaptation gut mit anderen Methoden kombiniert werden, um größere Behandlungseffekte zu erzielen. Hierzu existieren jedoch noch keine gesicherten Erkenntnisse.

5.2.4 Visuelles Explorationstraining

Dieser Therapieansatz ist historisch als erste systematische Behandlungsform an Neglectpatienten erprobt und in den letzten Jahren weiter verbessert worden. Dem Patienten werden großflächige optische Vorlagen dargeboten, die dieser mit Hilfe koordinierter Augen- und Kopfbewegungen

Erlernen einer systematischen Suchstrategie

Behandlungsplan für das visuelle Explorationstraining

— *Anamnese und Diagnostik:* Fremdanamnese der visuellen Alltagsprobleme (Anstoßen, Übersehen, Überblick in Menschenmengen, Einkaufen, Straße überqueren, Probleme bei Dual-Task-Anforderungen…).
— *Vorbereitung der Therapie:* Darbietung großflächiger visueller Suchvorlagen mit Hilfe eines PC-Bildschirms, Diaprojektors, Beamers oder fotokopierter Papiervorlagen vor dem Patienten. Variation der Suchaufgaben mittels verschiedener Materialien und Instruktionen.
— *Durchführung der Therapie:* a) Training von Blickbewegungen (Sakkaden, Folgebewegungen) zum vernachlässigten Halbfeld hin. Vermittlung einer systematischen zeilen- oder spaltenförmigen Suchstrategie beim visuellen Absuchen großformatiger Vorlagen; für das Training im Zimmer wird ein Laserpointer oder ein Bambuszeigestab verwendet; ein weiteres wichtiges Ziel ist die Steigerung des Suchtempos; b) Üben des Transfers der Suchstrategien auf konkrete Alltagssituationen (im Krankenzimmer, Orientierung in der Klinik, in der Patientenbücherei, im Supermarkt, im Verkehr, im eigenen Stadtteil; beim Eingang in ein Lokal oder ein Geschäft, vor dem Überqueren einer Straße).
— *Therapiefrequenz:* insgesamt mindestens 30 Sitzungen à 45 Minuten, 5 Sitzungen pro Woche sind empfehlenswert.
— *Therapievarianten:* Die Kombination mit anderen Therapieverfahren, z. B. der Limb-Activation-Therapie, ist dann sinnvoll, wenn der Patient mit der teilweise paretischen Hand den Zeigestock beim Explorieren halten kann.
— *Probleme oder Komplikationen:* Vermeiden von häufigen Kopfbewegungen statt der erwünschten Augenbewegungen, weil dies das Training deutlich verlängert. Zum Abstellen der Kopfbewegungen evtl. eine Kopfstütze verwenden (Adresse s. Anhang) oder mit der Hand den Hinterkopf des Patienten stabilisieren.

absuchen soll. Zum Zeigen der relevanten Symbole bietet sich ein Laserpointer oder Stab an. Das Ziel ist eine systematischere und raschere Suche sowie eine Reduktion der Auslassungen relevanter Reize insbesondere im vernachlässigten Halbfeld der Vorlage. Die Darbietung kann mittels Overheadprojektor, Beamer oder Diaprojektor erfolgen, wobei die Darbietung über den PC und einen Beamer natürlich den Vorteil hat, dass auch dynamische Muster präsentiert werden können.

Für die erste Therapiephase bieten sich Programme zum Training von Augenbewegungen an (s. Anhang). Hierbei können entweder am PC-Monitor oder am Fernsehbildschirm Objekte als Blickziele im vernachlässigten Halbfeld angeboten werden, zu denen hin der Patient rasche Blickbewegungen oder Folgebewegungen ohne Kopfbewegungen ausführen soll. Letzeres ist wichtig, da die Therapie bei allzu häufigen Kopfbewegungen ineffizient wird und länger dauert. Falls der Patient diese Kopfbewegungen nicht unterdrücken kann, sollte eine Kopfstütze verwendet werden.

Kopfstütze verhindert Kopf- statt Blickbewegungen

Für den zweiten Behandlungsschritt, das eigentliche visuelle Explorationstraining auf komplexeren Vorlagen, bietet sich Therapiematerial an, in dem die Komplexität, räumliche Anordnung und die Alltagsnähe der zu explorierenden Reize systematisch variiert wird (z. B. Münssinger & Kerkhoff, 1995; Eye More, Kerkhoff, s. Anhang). In den ersten Therapiesitzungen wird zunächst auf einfachen grafischen Vorlagen die Suche nach bestimmten grafischen Symbolen geübt. Später wird mit komplexeren Vorlagen geübt und schließlich sollte mit fotografierten Alltagssituationen gearbeitet werden. Der Patient wird folgendermaßen instruiert:

Visuelles Suchen unter Alltagsaspekten

– „Verschaffen Sie sich vor der eigentliche Suche einen Überblick, wie groß die Vorlage ist, die Sie absuchen sollen. Dies sollte am besten dadurch erfolgen, dass Sie die Ränder des projezierten Feldes kurz betrachten (nach links oben, nach links unten, nach rechts oben, nach rechts unten)."
– „Dann beginnen Sie mit der eigentlichen Suche, nach Möglichkeit immer zunächst auf der linken (d. h. kontraläsionalen) Seite oben und suchen in Zeilen oder Spalten systematisch nach rechts unten, d. h. zur ipsiläsionalen Seite hin. Der Sinn dieser Strategie ist, dass Sie keine Symbole auslassen, aber auch keine doppelt zeigen."
– „Machen Sie überwiegend Augenbewegungen, unterstützt durch leichte Kopfbewegungen bei sehr weit außen (exzentrisch) gelegenen Blickzielen (>20° Exzentrizität). Wenn es schwer für Sie ist, den Kopf ruhig zu halten, drücke ich mit meiner Handfläche an Ihren Hinterkopf, damit Sie merken, sobald Sie den Kopf bewegen."

Transfer visueller Suchstrategien im Alltag wichtig

Im dritten und letzten Schritt sollen diese Suchstrategien auf reale Alltagssituationen übertragen werden, etwa beim Betrachten eines Fahrplans, im

U-Bahnhof, am Obststand, in einer Eingangshalle oder an der Käsetheke eines Geschäftes. Die Kombination dieses Therapieverfahrens mit anderen Verfahren wie der OKS, Nackenvibration und Prismenbehandlung ist möglich; die mögliche Kombination mit der Prismenbehandlung sollte allerdings nicht gleichzeitig erfolgen, sondern zeitversetzt.

5.2.5 Limb-Activation-Therapie

Diese von Robertson entwickelte Behandlungsform ist vorwiegend für Patienten mit guter Restfunktion im kontraläsionalen Arm oder der Schulter geeignet. Der positive Effekt für Neglectpatienten besteht darin, dass sich der Neglect bei aktiven Bewegungen mit der kontraläsionalen Hand

---

Behandlungsplan für die Durchführung der Limb-Activation-Therapie

– *Anamnese und Diagnostik:* Fremdanamnese der visuellen Alltagsprobleme (Anstoßen, Übersehen, Überblick in Menschenmengen, Einkaufen, Straße überqueren, Probleme bei Dual-Task-Anforderungen…); speziell: ist genügend Restfunktion in der kontraläsionalen Hand (Faustschluss, Tapping) oder Schulter (Schulterzucken) möglich? Wenn nein, keine Therapie mit dieser Methode möglich.

– *Vorbereitung der Therapie:* Patient soll aktive Bewegungen mit der kontraläsionalen Hand/Schulter im kontraläsionalen Halbraum ausführen (ca. 30 x pro Phase, beliebig oft wiederholbar). Dies führt zu einer Steigerung der Aktivität in der geschädigten Hemisphäre und damit zur Reduktion der Neglectsymptomatik. Durchführung des Trainings im Sinne einer zu konditionierenden Selbstkontrolltechnik, die der Patient immer wieder selbst einsetzen kann.

– *Durchführung der Therapie:* Varianten: Durchführung vor/während wichtiger Selbsthilfeaktivitäten (Anziehen, Duschen, Transfers, WC). Bei genügend Restfunktion kann dieses Training kombiniert werden mit dem visuellen Explorationstraining: Patient soll den Laserpointer/Zeigestab in der kontraläsionalen Hand halten. Weitere Kombination: die kontraläsionale Hand hält einen Gegenstand (z. B. Softball), drückt diesen immer wieder leicht, während der Arm sich gleichzeitig nach kontraläsional bewegt oder vom Therapeuten dorthin geführt wird. Der Patient soll dabei den Ball in seiner Hand fixieren und Folgebewegungen mit den Augen machen. Wenn die Handfunktion zu beeinträchtigt ist, alternativ das Heben/Senken mit der kontraläsionalen Schulter probieren; dies hat einen ähnlichen Effekt.

– *Therapiefrequenz:* Mindestens 30 Aktionen pro Phase, die immer wiederholt werden müssen; täglich mindestens 2 Phasen mit Limb-Activation.

> – *Therapievarianten:* Kombination mit visuellem Explorationstraining sinnvoll. Limb-Activation kann in der Physio- oder Ergotherapie mit krankengymnastischer Behandlung kombiniert werden.
> – *Probleme oder Komplikationen:* Bei schwerem Neglect oft nicht anwendbar, da zuwenig Restfunktion im Arm vorhanden ist.

im kontraläsionalen Halbraum vermindert (bei Patienten mit linksseitigem Neglect also Aktionen mit der *linken* Hand im *linken* Halbraum). Durch diese linksseitig akzentuierte Tätigkeit soll es zu einer Funktionsaktivierung der geschädigten rechten Hemisphäre kommen, infolge derer es zu einer Reduktion des linksseitigen Neglects kommt.

Limb-Activation in Physiotherapie integrierbar

Die Methode ist einerseits interessant, weil sie einfach und überall anwendbar ist, da keinerlei Therapiegerät oder Software benötigt werden. Dieses Training wird implizit ohnehin in der Physiotherapie eingesetzt, sobald der Patient seine Aufmerksamkeit auf den betroffenen Arm richten kann. So gesehen hat Robertson lediglich die neuropsychologischen Aspekte eines Verfahrens näher untersucht und validiert, das vorher in der Physiotherapie verwendet wurde. Die bisherigen Ergebnisse dieser Therapiemethode weisen sie als eine durchaus wirksame Behandlungsmethode aus (s. Kalra, Perez, Gupta & Wittink, 1997). So wurden durch diese Behandlungstechnik eine kürzere Verweildauer und gleichzeitig signifikant größere Verbesserungen in Neglectaufgaben als in einer unspezifisch behandelten Gruppe erzielt (Kalra et al., 1997).

Einsetzbar im Selbsthilfebereich

Der entscheidende Nachteil dieses Verfahrens liegt darin, dass die meisten schwer beeinträchtigten Neglectpatienten zu wenig Funktion im kontraläsionalen Arm aufweisen, um diese Therapie durchführen zu können. Für nur leicht beeinträchtigte Neglectpatienten gibt es jedoch ohnehin zahlreiche andere Therapieverfahren (z. B. visuelles Explorationstraining), auf das diese Patienten gut ansprechen. Allerdings könnte das Limb-Activations-Training gut mit anderen Verfahren der Neglectrehabilitation kombiniert (z. B. Explorationstraining, Nackenvibration oder Optokinetik) oder partiell in die Krankengymnastik integriert werden. Bei Patienten mit relativ erhaltener Arm- oder Schulterfunktion (kontraläsional) führt die Kombinationsbehandlung aus Limb-Activation-Training und Visuellem Explorationstraining zu günstigeren Effekten als ein Training allein (Brunila et al., 2002).

5.2.6 Alertness-Training

Die Grundlage des Alertness- oder Daueraufmerksamkeitstrainings ist die Beobachtung, dass viele Neglectpatienten eine reduzierte Daueraufmerksamkeit aufweisen, die von manchen Neglectforschern (s. Kapitel 3.1.1) als Ursache des Neglects sowie auch für Probleme in der motorischen Rehabilitation (Robertson, 1999) verantwortlich gemacht wird. Wenn es durch die Therapie gelingt, die phasische und auch tonische Alertness (Daueraufmerksamkeit) zu steigern, verringern sich auch die Neglectphänomene – so die Theorie. Das von Robertson entwickelte Therapieverfahren sieht nun so aus, dass der Patient eine Selbstinstruktionsprozedur ähnlich den in der kognitiven Verhaltenstherapie verwendeten Verfahren

---

Behandlungsplan für die Durchführung des Alertnesstrainings bei Neglect

– *Anamnese und Diagnostik:* Fremdanamnese der visuellen Alltagsprobleme (Anstoßen, Übersehen, Überblick in Menschenmengen, Einkaufen, Straße überqueren, Probleme bei Dual-Task-Anforderungen…); speziell: liegen ausreichende kognitive Leistungen zum Erlernen der Selbstintruktionstechnik vor, insbesondere ein normales verbales Gedächtnis?
– *Durchführung der Therapie:* Patient führt eine Aufgabe durch (z. B. Lesen). Wenn Fehler auftreten, wird dies dem Patienten vom Therapeuten rückgemeldet. Wenn erneut Fehler auftreten, schlägt der Therapeut etwa alle 20 bis 40 s mit der Hand unvorhersehbar auf den Tisch und ruft laut „Achtung" oder „aufgepasst". Nach einigen Wiederholungen dieses Verfahrens ruft der Patient selbst wiederholt „Achtung", sobald der Therapeut auf den Tisch schlägt. Nach weiteren Wiederholungen dieses Vorgangs kratzt der Patient gleichzeitig mit dem Therapeut auf den Tisch, während dieser laut „Achtung" sagt. Schließlich kratzt nur noch der Patient den Tisch und wiederholt leise vor sich hin immer wieder „Achtung". Im vorletzten Schritt wiederholt der Patient diese Prozedur still für sich und signalisiert dem Therapeut nur noch, wann er/sie „mental" auf den Tisch schlägt. Im letzten Schritt wird der Patient dazu aufgefordert, diese Prozedur in möglichst vielen Alltagssituationen anzuwenden, um die Aufmerksamkeit auf eine spezielle Aufgabe im Alltag zu richten.
– *Therapiefrequenz:* mehrmals täglich in allen relevanten Alltagssituationen, wo die Zuwendung zur linken Raum- oder Körperhälfte notwendig erscheint.
– *Therapievarianten:* kombinierbar mit allen anderen Therapieverfahren, jedoch bislang nicht erprobt.
– *Probleme oder Komplikationen:* Langzeiteffekte und tatsächliche Transfereffekte in Alltagssituationen wenig gesichert. Vorteilhaft erscheint die prinzipielle Anwendbarkeit in vielen Situationen, u. a. auch während des Selbsthilfetrainings (z. B. vor Duschen/Anziehen). Die Selbstinstruktionsprozedur erscheint kognitiv anspruchsvoll und wird von schwer beeinträchtigten Patienten vermutlich kaum spontan in den relevanten Situationen eingesetzt.

erlernt, bei der er sich selbst immer wieder einen nicht-lateralisierten Warnreiz gibt. Infolge dieses Warnreizes soll es zu einer vorübergehenden Steigerung der Aufmerksamkeitsleistungen und somit zu einer Reduktion des Neglects kommen.

Das Attraktive an diesem therapeutischen Konzept ist die einfache Umsetzung ohne jedwede technische Ressourcen und an jedem Ort, an dem sich der Patient gerade befindet. Allerdings erfordert dieses Verfahren – mehr als viele andere – eine gute therapeutische Beziehung zum Patienten und eine genaue Aufkärung über den Hintergrund des Vorgehens. Auch nach eingehender Aufklärung ist dieses Verfahren kognitiv aufwändig und vermutlich für viele Neglectpatienten nicht realisierbar. Ein weiterer kritischer Punkt ist der mangelnde Nachweis der Stabilität der Therapieeffekte in den bislang dazu bekannten Gruppenstudien. Allerdings konnte in einem Einzelfall (zitiert in Robertson, 1999) mit einem Alarmgeber (Alert Device), der in unregelmäßigen Zeitintervallen einen Warnton aussendet, eine anhaltende Verminderung der Neglectsymptomatik erzielt werden.

Alarmgeber sinnvoll für therapie- resistente Patienten

Ein anderes, vermutlich leichter anwendbares Trainingsverfahren zur Verbesserung der Alertness ist das von Sturm und Willmes (2001) beschriebene Alertnesstraining. Bei diesem computergestützten Aufmerksamkeitstraining (Software Aixtent, Quelle s. Anhang) soll der Patient am Bildschirm mittels zweier Reaktionstasten beispielsweise ein Fahrzeug steuern (eine Taste ist für Fahren, die andere für Bremsen). Ziel dieser Übung ist es, sowohl das Fahrzeug schnellstmöglich fahren zu lassen als auch es rechtzeitig anzuhalten, um Unfälle zu vermeiden. Das übergeordnete Ziel dieser Therapie ist die Steigerung des generellen Alertness-Niveaus beim Patienten. In einer ersten Studie mit behaviouralen und bildgebenden Ergebnissen (Sturm & Willmes, 2001) konnten nach einem Training über 14 einstündige Sitzungen signifikante Verbesserungen sowohl in Aufmerksamkeitsleistungen als auch in lateralisierten Neglecttests bei einem Patienten mit chronischem linksseitigem Neglect (Zeit seit der Hirnschädigung: 2 Jahre) erzielt werden. Parallel zur Verbesserung auf der Testebene zeigte sich nach der Therapie eine Verbesserung der Hirnaktivität insbesondere im rechten Thalamus, in beiden präfrontalen Kortizes, im linken parietalen Kortex, sowie in beiden Occipitallappen (Sturm et al., 2001). Damit steht ein weiteres Verfahren zur Neglectrehabilitation zur Verfügung, das gegenwärtig hinsichtlich seiner Wirksamkeit intensiv beforscht wird.

Zusammenfassend lässt sich sagen, dass das Selbstinstruktionsverfahren von Robertson eher für wenige, gut ausgewählte Patienten geeignet ist, die mit dieser Prozedur einverstanden sind und über gute kognitive Leistungen verfügen. Das computerisierte Aufmerksamkeitstraining nach Sturm unterliegt nicht solchen Einschränkungen und kann daher allein oder in Kombination mit anderen bereits beschriebenen Therapieverfahren des Neglects gut eingesetzt werden.

68

5.2.7 Kopf-/Rumpfdrehung

Experimentelle Studien zur Kurzzeitmodulation des Neglects legen nahe, dass dieser kurzfristig reduziert wird, wenn der Patient seinen Kopf oder Rumpf zur kontraläsionalen Seite dreht oder vom Therapeuten gedreht wird. Kopf- und Rumpfmitte repräsentieren wichtige „Anker" für die Bestimmung der subjektiven Geradeausrichtung im Raum. Durch die Veränderung der Kopf- /Rumpfmittelachse verschiebt sich beim Neglect-patienten das Explorationsfeld in Richtung des verschobenen Körperteils (Schindler & Kerkhoff, 1997). Üblicherweise sind die Effekte solcher Veränderungen der Körperposition jedoch nur solange wirksam, wie die entsprechende Körperhaltung eingenommen wird – danach geht der Neglect wieder auf das Ausgangsniveau zurück. Ein therapeutischer Ansatz (Wiart et al., 1997) macht sich den förderlichen Effekt der Rumpf-drehung zunutze, indem dem Patienten ein Zeigegerät für visuelle Explo-rationsaufgaben mit einem Gurt an seinem Rücken befestigt wird. Der Zeigestab reicht über den Kopf des Patienten nach vorn und wird durch die Drehung und Hebung des Rumpfes zu verschiedenen Zielreizen an einer vor dem Patienten befindlichen Tafel dirigiert. Der Rumpf des Patienten ist in eine Prothese eingespannt und kann zur kontra- und ipsiläsionalen Seite rotiert werden. Der Patient soll durch diese Prozedur Rumpfbewe-gungen zur vernachlässigten Seite und visuelles Explorieren und Zeigen im vernachlässigten Halbraum üben. Diese Kombination aus visuellem Explorationstraining mit einer wiederholten Rumpfrotation zur kontralä-sionalen Seite führte nach den Beobachtungen der Autoren zu einer deut-lich rascheren Reduktion des Neglects als in der unbehandelten Kontroll-gruppe (Wiart et al., 1997). Als günstigen Nebeneffekt vermerkten die Autoren eine bessere motorische Rumpfkontrolle bei den mit der neuarti-gen Methode behandelten Neglectpatienten.

Will man den Kernaspekt dieser Methode für die Therapie übernehmen, ist vermutlich die Verwendung eines Schultergürtels (ähnlich dem Trage-gestell eines Rucksackes) zur längerfristigen Rotation des Rumpfes zur kontraläsionalen Seite ausreichend. Für die ersten Sitzungen ist sicher eine gemeinsame Therapiestunde mit dem behandelnden Physiotherapeuten sinnvoll, da dieser den korrekten Sitz dieses Schultergürtels und die Rumpfkontrolle des Patienten besser einschätzen kann. In der *kontraläsio-nal* rotierten Rumpfhaltung soll der Patient dann andere Neglecttherapien durchführen, etwa ein visuelles Explorationstraining oder OKS. Die Wirk-samkeit dieser Therapiemethode kann noch nicht abschließend einge-schätzt werden, da es derzeit nur eine kontrollierte Studie mit dieser Methode gibt. Ein günstiger Aspekt dieser Methode erscheint jedoch in der Kombination aus visuellem Explorationstraining und motorischer Rehabilitation der Rumpfkontrolle zu liegen. Die Langzeiteffekte sind derzeit noch nicht beurteilbar.

Kopf und Rumpf als Anker für den subjektiven Raum

Bessere Rumpfkontrolle als günstiger Nebeneffekt

Häufige Kopf-
statt Augen-
bewegungen
nicht sinnvoll,
da unphysiolo-
gisch

Die vorübergehenden günstigen Effekte der *Kopfdrehung* zur vernachlässigten Seite sind im Rahmen der Neglecttherapie leichter durch die Vibration der kontraläsionalen Nackenmuskeln zu erzielen, die funktional den
gleichen Effekt hat, aber leichter anwendbar ist.

5.2.8 Prothesen

Hemibrillen

Neben den Glasprismen (5.2.3) schlagen einige Autoren auch sogenannte
Hemibrillen zur Neglecttherapie vor. Die Grundidee dieser Methode ist
das partielle Verblinden der ipsiläsionalen Seite beider Brillengläser oder
gar das völlige Verblinden dieser Seite in Form einer Gletscherbrille, um
jede visuelle Stimulation der ipsiläsionalen Gesichtsfeldhälfte zu verhin-

---

Behandlungsplan für die Durchführung der Neglecttherapie mit Hemibrillen

- *Anamnese und Diagnostik:* Fremdanamnese der visuellen Alltagsprobleme (Anstoßen, Übersehen, Überblick in Menschenmengen,
  Einkaufen, Straße überqueren, Probleme bei Dual-Task-Anforderungen; Ausschluss eines foveanahen Gesichtsfeldausfalles (wenn dieser
  vorliegt, sollte die Therapie nicht angewendet werden).
- *Vorbereitung der Therapie:* Patient trägt Hemibrille während des
  gesamten Behandlungstages. Evtl. Kombination mit anderen Therapieverfahren, wie vis. Explorationsbehandlung, Optokinetische
  Stimulation oder Nackenmuskelvibration.
- *Durchführung der Therapie:* Zukleben der ipsiläsionalen Brillengläser an der vom Patienten bereits getragenen Brille; trägt der Patient
  keine Brille, kann ein Standardbrillengestell mit Fensterglas entsprechend verwendet werden. Erproben der Brille mit dem Patienten in
  ungefährlichen Alltagssituationen, um evtl. Unfälle zu vermeiden.
- *Therapiefrequenz:* bislang nicht systematisch erprobt, vermutlich
  täglich für mehrere Stunden während der Therapien und Alltagsaktivitäten tragen; minimale Tragedauer: 2 Wochen.
- *Therapievarianten:* kombinierbar mit allen anderen Therapieverfahren.
- *Probleme oder Komplikationen:* die Methode sollte nur bei Neglectpatienten angewendet werden, die mindestens 30° Restgesichtsfeld im
  kontraläsionalen Halbfeld aufweisen (also allenfalls einen inkomplet-
  ten Gesichtsfeldausfall); andernfalls könnte das verbleibende funktionale Gesichtsfeld, über das der Patient beim Tragen der Hemibrille
  verfügt, so klein sein, dass es zu zusätzlichen Problemen wie Unfäl-
  len, Anstoßen oder Transferproblemen kommt; Langzeiteffekte dieser
  Methode sind nicht gesichert.

dern. Damit soll die pathologische Aufmerksamkeitsorientierung vieler Neglectpatienten zur ipsiläsionalen Seite durchbrochen werden (Arai, Ohi, Sasaki, Nobuto & Tanaka, 1997). Durch die Verblindung der ipsiläsionalen Gesichtsfeldhälfte ist der Patient gezwungen, nach relevanten Reizen im *kontraläsionalen* Halbfeld zu suchen. In gewissem Sinne ist die Technik der Hemibrillen dem Forced-Use-Training bei zentralen Hemiparesen vergleichbar. Bislang existieren nur wenige quantitative Erfahrungen über die Wirksamkeit und mögliche Komplikationen dieser Methode. Beis und Mitarbeiter (Beis, Andre, Baumgarten & Challier, 1999) konnten mit dieser Methode signifikante Verbesserungen der visuellen Neglectsymptomatik erzielen. Ein wichtiges Ausschlusskriterium sind relativ komplette (foveanahe) Gesichtsfeldausfälle bei Neglectpatienten.

Ausreichendes Restgesichtsfeld bei Verwendung von Hemibrillen wichtig!

Abdecken (Okklusion) eines Auges

Das Abdecken des ipsiläsionalen Auges zur Verminderung des afferenten visuellen Inputs zu den Mittelhirnstrukturen, die für die visuelle Aufmerksamkeitsorientierung im Raum verantwortlich sind, brachte zunächst vereinzelt positive Ergebnisse mit sich (Butter & Kirsch, 1992). Inzwischen haben mehrere Studien belegt, dass diese Methode keine wirksame Neglectbehandlung darstellt und daher nicht verwendet werden sollte (Literatur in Kerkhoff, 2001). Abgesehen von der fehlenden Wirksamkeit hat das Abdecken des ipsiläsionalen Auges auch den Nachteil, dass das Binokularsehen ausgeschaltet wird und der in den meisten Fällen linksseitig-hemianopische Patient bei Abdecken des rechten Auges den größten Teil seines intakten (rechten, temporalen) Gesichtsfeldes einbüßt, so dass ihm nur noch das kleinere, nasale Halbfeld des linken, unabgedeckten Auges für alle visuellen Tätigkeiten verbliebe.

Abdecken eines Auges als Neglect-Therapie nicht sinnvoll

5.2.9 Medikamentöse Verfahren

Medikamentöse Verfahren wurden bislang kaum systematisch in der Behandlung von Neglect, Extinktion und Unawareness erprobt. Schon relativ früh wurde eine Modulation der Neglectsymptomatik durch die Gabe von dopaminergen Medikamenten erprobt.

Ausgangspunkt dieser Versuche waren Versuche an Affen (Apicella, Legallet, Nieoullon & Trouche, 1991) und Ratten (Carli, Evenden & Robbins, 1985), die Neglectphänomene nach unilateraler, künstlicher Dopaminreduktion zeigten. In Patientenstudien mit kleinen Stichproben wurden zunächst positive Ergebnisse nach Dopamingabe (L-Dopa, Handelsname Dopamin) auf das visuelle Scanning berichtet (Fleet, Valenstein, Watson & Heilman, 1987), später aber auch negative Effekte (Grujic, Mapstone & Gitelman, 1998). Derzeit ist es zu früh, um endgültige Schlüsse über die Wirksamkeit und Indikation dopaminerger Medikamente in der Neglectrehabilitation zu ziehen.

Neben Dopamin wurden in neuerer Zeit auch zwei weitere Medikamente in der Rehabilitation von Neglect und Aufmerksamkeitsstörungen erprobt: Piracetam (Handelsname Normabrain), und Imipramin (Handelsname Tofranil) (Hildebrandt & Schwendemann, 2001). Aus Studien an aphasischen Patienten ist bekannt, dass die zusätzliche Gabe von Piracetam den Effekt der logopädischen Behandlung etwa verdoppelt (Huber, Willmes, Poeck, Van Vleymen & Deberdt, 1997). Hildebrandt und Schwendemann (2001) konnten an rechtshemisphärisch geschädigten Patienten zeigen, dass Piracetam einen positiven, aktivierenden Effekt auf visuelle Aufmerksamkeitsleistungen (Alertness) hat. Ähnliches fanden diese Autoren für Imipramin, das zur Klasse der Antidepressiva gehört. Nach Gabe von Imipramin waren die Verbesserungen signifikant größer als nach Piracetam-Gabe. Auch zeigten sich bei Imipramin größere Verbesserungen visuell-räumlicher Wahrnehmungsdefizite bei rechtshemisphärisch geschädigten Patienten (Hildebrandt et al., 2001), was ein zusätzlicher günstiger Nebeneffekt in der Behandlung rechtshemisphärisch geschädigter Patienten wäre. Abschließend muss man feststellen, dass der mögliche Nutzen medikamentöser Verfahren zur spezifischen Neglecttherapie bislang nicht eindeutig bewertet werden kann, weil es zu wenige systematische Studien mit ausreichend großen Stichproben gibt. Als unterstützende Therapie scheinen sich aber Piracetam und Imipramin durchaus für einen begrenzten Therapiezeitraum (ca. 4 bis 8 Wochen) anzubieten, weil die Patienten dann alerter sind und von anderen Therapien mehr profitieren können. Zeitgleich zur medikamentösen Therapie sollten die Neglectpatienten unbedingt ein behaviourales Neglecttraining erhalten, da viele Medikamente nur über einen begrenzten Zeitraum gegeben werden können. Über die Langzeiteffekte in der Neglectsymptomatik *nach Absetzen* eines solchen Medikamentes ist noch nichts bekannt.

**Wirksamkeits-
nachweise
medikamen-
töser Neglect-
therapie stehen
noch aus**

5.3 Extinktionsbehandlung

Im Vergleich zu den inzwischen zahlreichen Verfahren der Neglectbehandlung gibt es sehr viel weniger Erfahrungen darüber, wie die Extinktion günstig zu behandeln ist. Dies liegt vermutlich auch daran, dass Extinktion lange als ein Symptom des Neglects galt und daher keine eigenen Ansätze entwickelt wurden.

Im folgenden werden die wenigen verfügbaren Ansätze zusammengefasst.

**Sensorische
Stimulation
auch bei Extink-
tion wirksam**

– *Sensorische Stimulation:* Viele der im Therapieteil beschriebenen Stimulationsverfahren in der Neglectbehandlung haben auch – allerdings meist nur kurzfristig – einen positiven Effekt auf die Extinktion. So verbessern die optokinetische und kalorisch-vestibuläre Stimulation

72

vorübergehend auch die taktile Extinktion (Nico, 1999). Über länger anhaltende Effekte nach wiederholter Stimulation ist wenig bekannt.

– *Periphere Magnetstimulation:* Positive Nacheffekte im Zeitbereich von bis zu 72 Stunden nach einmaliger Stimulation hat die repetitive, periphere Magnetstimulation (RPMS) der Hand auf die taktile Extinktion (Kerkhoff, Heldmann, Struppler, Havel, & Jahn, 2001). RPMS ist eine völlig schmerzfreie Methode zur somatosensorischen Stimulation des Handrückens, die zu einem afferenten Einstrom somatosensibler Informationen in den primären und sekundären somatosensorischen Kortex der geschädigten Hemisphäre führt. Im Vergleich zu TENS oder Cueing (verbaler Aufmerksamkeitszuwendung) scheint RPMS das effektivere Verfahren zu sein, vor allem auch wegen der günstigen Nacheffekte bis zu drei Tagen nach einer einmaligen Stimulation.

Periphere Magnetstimulation zur Extinktionsbehandlung

– *Extinktionstraining:* Ein einfacher und effektiver, aber kaum bekannter Therapieansatz für den klinischen Alltag wurde schon vor mehr als drei Jahrzehnten von Zane & Goldman (1966) beschrieben. Das Prinzip der Behandlung besteht darin, die Aufmerksamkeit des Patienten explizit und immer wieder auf den *bilateralen* Stimulationscharakter der Aufgabe zu richten. Die Augen sind zunächst beim Üben geschlossen, später wird das Training mit offenen Augen durchgeführt. Mit geschlossenen Augen fällt es den meisten Patienten leichter, zwei Berührungen wahrzunehmen, weil sie von den visuellen Einflüssen nicht abgelenkt werden. Weiterhin wird der Darbietungszeitpunkt variiert: die sequentielle Darbietung ist für die Patienten ebenfalls leichter als die gleichzeitige Darbietung zweier Reize. Die Dauer der Übung wird innerhalb von ca. 10 Behandlungssitzungen von wenigen Minuten auf eine halbe Stunde gesteigert. Implizit ist dieses Training als *somatosensibles, körperbezogenes Aufmerksamkeitstraining* zu werten und könnte beispielsweise gut in die ergo- oder physiotherapeutische Neglectbehandlung integriert werden. Verbesserte Leistungen in der taktilen Extinktion korrelieren meist auch mit besseren funktionalen Alltagsleistungen der Hand, des Armes und des Beines.

Extinktionsbehandlung auch wichtig für motorisches Outcome

5.4 Behandlung der Posturalen Imbalance und Pusher-Symptomatik

5.4.1 Posturale Imbalance

Systematisch evaluierte Behandlungsansätze zur Verbesserung der posturalen Balance stehen noch am Anfang. Die klassischen Ansätze zur Verbesserung der Balance bei Patienten mit einer Hemiparese sind detailliert in der physiotherapeutischen Literatur beschrieben (s. Rohlfs, 1999; Gjelsvik, 2002). Auf diese bereits bestehenden Konzepte wird hier nicht eingegangen. Statt dessen werden hier neuropsychologische Konzepte zur Verbesserung der Posturalen Balance und der Pusher-Symptomatik dargestellt, die *zusätzlich zur Physiotherapie* durchgeführt werden. Stu-

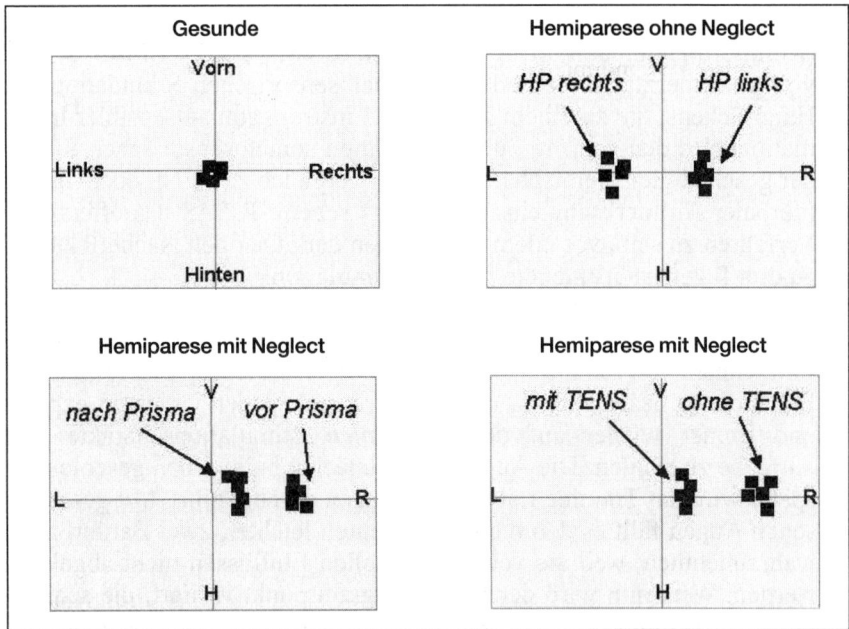

Abbildung 17: Schematische Darstellung der Ergebnisse posturographischer Studien des Körperschwerpunktes während des Stehens für etwa 30 sec auf einer Standplattform (Beine nebeneinander, Augen geschlossen). **Links oben:** Gesunde zeigen einen kleinen Schwankungsbereich um die objektive Mitte herum (Kreuzung der Horizontalen und Vertikalen). Jedes schwarze Quadrat stellt die gemittelten Standkoordinaten über ein Intervall von 5 sec dar. **Rechts oben:** Im Unterschied zu den Gesunden zeigen Patienten mit linksseitiger oder rechtsseitiger Hemiparese ohne Neglect (d. h. auch ohne früheren Neglect) eine leichte ipsiläsionale Verschiebung ihres Standschwerpunktes (d. h. zur geschädigten Hemispäre hin) sowie eine etwas größere Variabilität. Dies bedeutet, dass die Patienten ihr gesundes Bein mehr belasten als ihr paretisches Bein. **Links unten:** Modulation des Standschwerpunktes durch eine einmalige Prismenadaptation für 5 Minuten bei Patienten mit linksseitiger Parese und früherem Neglect. Vor der Prismenadaptation zeigt sich die typische ipsiläsionale Verschiebung, die aber noch deutlicher ausgeprägt ist als bei den hemiparetischen Patienten ohne Neglect (vgl. Bild rechts oben). Nach der Prismenadaptation verlagert sich der Standschwerpunkt in Richtung Mitte, ist aber noch nicht ganz normal. **Rechts unten:** Modulation des Standschwerpunktes durch TENS am kontraläsionalen Nacken. Es zeigt sich der gleiche Effekt wie bei der Prismenadaptation (Verbesserung des Standschwerpunktes zur Mitte hin). Durch Prismen und TENS wird allerdings in der Regel nicht die erhöhte *Variabilität* des Standschwerpunktes verringert.

dien zur kurzfristigen Modulation der PI durch sensorische Stimulation zeigen, dass bestimmte Verfahren sehr wohl einen positiven Effekt auf die Balance der Patienten haben (Prismen: Tilikete et al., 2001; TENS: Pérennou et al., 2001, s. Abbildung 17).

Die in Abbildung 17 dargestellten Ergebnisse legen nahe, dass durch die wiederholte Anwendung der beiden Stimulationsverfahren (TENS, Prismen) der Standschwerpunkt und damit auch die posturale Balance bei hemiparetischen Patienten mit Neglect oder teilweise rückgebildetem Neglect dauerhaft verbessert werden könnte. Abbildung 18 zeigt exemplarisch, wie und wo in der TENS-Behandlung bei Patienten mit einer links- oder rechtssseitigen Hemiparese und einer Posturalen Imbalance die Elektroden angebracht werden sollten. Pérennou et al. (2001) empfehlen, beide Elektroden einige Zentimeter voneinander entfernt am *kontraläsionalen* Nacken anzubringen oder wie in Abbildung 18. Die Stimulationsfrequenz sollte 100 Hz (biphasisch, Rechteckreize) mit einer Pulsdauer von 200ms betragen. Die Intensität sollte individuell so eingestellt werden, dass der Patient eine leichte Kribbelempfindung berichtet. Die Dauer der TENS-Stimulation sollte täglich mindestens 30 Minuten betragen.

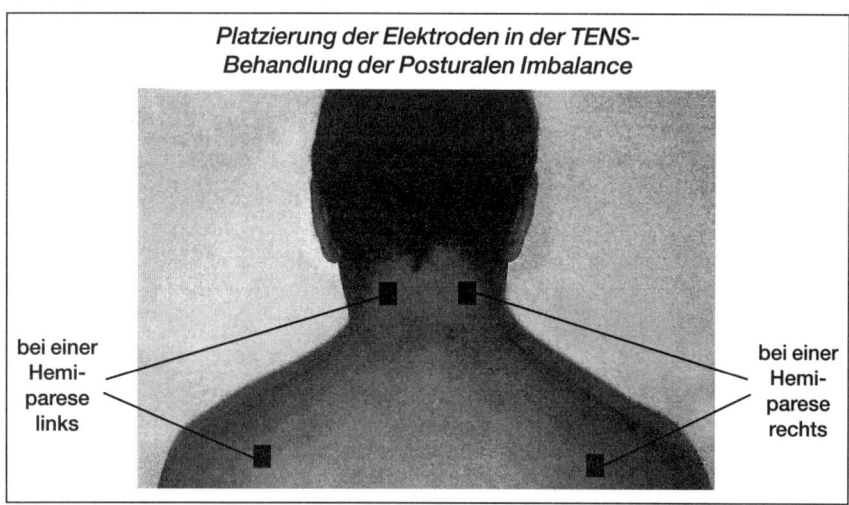

Abbildung 18: Darstellung der Platzierung der Elektroden eines TENS-Gerätes zur Behandlung der Posturalen Imbalance bei Patienten mit Hemiparese.

Darüber hinaus zeigen Beobachtungen an hirngeschädigten Patienten mit einer Hemiparese, die während des Stehens auf einer Standplattform kognitive Aufgaben durchführen sollen, dass gerade die aufmerksamkeitsgestörten Patienten bei gleichzeitiger kognitiver Belastung eine stärkere posturale Asymmetrie mit ipsiläsionaler Abweichung aufweisen. Da dies für den Alltag sehr relevant ist, sollte in der Therapie versucht werden, kognitive mit posturalen Aufgaben schrittweise zu kombinieren, eventuell

auch als Übung auf einer Plattform (z. B. „gerade stehen und zählen",
„sich unterhalten und gerade stehen"; Tipps zum Plattformtraining
s. Hochermann & Dickstein, 1984).

5.4.2 Pusher-Symptomatik

Zur Therapie der Pusher-Symptomatik existieren noch keine wissenschaftlich gesicherten Behandlungsstudien, wohl aber therapeutische Erfahrungen (Rohlfs, 1999; Gjelsvik 2002; Brötz et al., 2002; Davies, 1986). Im
Folgenden werden die existierenden Behandlungstechniken vorgestellt und
neue, möglicherweise erfolgversprechende Konzepte hinzugefügt.

- *Verbesserung der Kopfbeweglichkeit:* Ein wichtiges Therapieziel ist die
  Verbesserung der Kopfbeweglichkeit, da dieser aufgrund des Muskelun-
  gleichgewichtes und der verspannten Rückenmuskulatur kaum zur
  kontraläsionalen Seite bewegt werden kann. Dazu ist ein taktiles Feedback durch den Therapeuten, etwa durch leichten Druck der Hand gegen

  den Hinterkopf oder eine Massage oder TENS hilfreich (beide Elektroden werden am verspannten Nacken platziert). Darüber hinaus kann der
  Bewegungsradius des Kopfes auch spielerisch erweitert werden, etwa
  indem der Patient einem Softball oder Luftballon nachschaut, der sich
  langsam nach kontraläsional bewegt. Implizit werden damit auch
  Augenfolgebewegungen und Sakkaden ausgelöst, ähnlich wie bei der
  optokinetischen Stimulationsbehandlung. Diese Vorschläge sind als
  zusätzliche Therapie zur physiotherapeutischen Behandlung der Kopfbeweglichkeit gedacht und sollten diese keinesfalls ersetzen.
- *Sensorisches Feedback:* Ein weiterer wichtiger Aspekt ist die vielfältige
  Vermittlung von sensorischem Feedback, insbesondere taktilen Informationen von allen Körperteilen auf der kontraläsionalen Seite (Kopf,
  Hals, Rumpf, Rücken, Gesäß, Bein, Fuß). Pusher haben oft kein Gefühl
  für die Raumlage und fühlen daher nicht genau, in welcher Position sich
  Teile ihrer kontraläsionalen Körperglieder zueinander und in welcher

  absoluten Raumlage sie sich befinden. Dies gilt für das Sitzen, Liegen
  und Stehen. Aufgrund dieser enormen *sensorischen Unsicherheit bei
  Raumlageurteilen* fehlt diesen Patienten eine stabile Referenz und
  Einordnung in ihre Umwelt. Durch häufiges Feedback aus allen Sinneskanälen können die Patienten wieder ihr sensorisches Unterschei-
  dungsvermögen für ihren Körper im Raum verbessern.
- *Begrenzung und Vereinfachung des Raumes:* Oft kann es auch sinnvoll
  sein, die Anzahl der Freiheitsgrade im Raum dadurch zu beschränken,
  dass man mit dem Patienten in eine Ecke geht, so dass der Raum nur in
  zwei Richtungen „offen" ist. Manche Pusherpatienten drücken sich
  weniger zur kontraläsionalen Seite ab, wenn sie auf der ipsiläsionalen
  Seite gut sichtbare und greifbare Raumkonturen haben und der Raum
  im wahrsten Sinne des Wortes zum Greifen nah ist.

– *Wechsel der Gewichtsverteilung:* Die Patienten sollten schrittweise und teilweise spielerisch lernen ihr Gewicht auch auf den paretischen Fuß zu verlagern, etwa indem sie nach einem Ball treten. Kopf- und Augen-bewegungen spielerisch trainieren
– *Übungen im Stehen:* Schließlich wird versucht, möglichst viele der früheren Alltagsaktivitäten (Rasieren, Zähneputzen) wieder im Stehen durchzuführen. Implizit wird dabei auch die geteilte Aufmerksamkeit und exekutive Kontrolle trainiert, da die Patienten sowohl auf das „geradestehen" als auch auf die jeweilige Tätigkeit (z. B. Rasieren) achten müssen.
– *Training der sensorischen Vertikalen:* ein möglicherweise erfolgversprechender Weg zur Verbesserung der posturalen Haltungskontrolle könnte ein Training zur Verbesserung der Defizite in der oft gestörten visuellen und taktilen Raumorientierung sein. Dies geht aus Beobachtungen hervor, wonach die Pusher-Symptomatik im Hellen weniger stark ausgeprägt ist als im Dunkeln, da sich die Patienten dann möglicherweise an vertikalen und horizontalen Orientierungen in der Umwelt (z. B. Türrahmen) orientieren können. Visuelle, taktile und posturale Orientierungsleistungen lassen sich gut trainieren und könnten durch ein Feedback-Training verbessert werden (z. B. mit dem VS-Programm, Quelle s. Anhang, s. a. Abbildung 19). Da viele Pusherpatienten nicht nur Probleme mit der Posturalen sondern auch mit der Visuellen oder Taktilen Vertikaleneinschätzung haben (Pérennou et al. 2002), könnte das pathologische Drücken zur gelähmten Seite möglicherweise rascher vermindert werden, wenn die Patienten sicherer in der Wahrnehmung der Visuellen und Taktilen Raumachsen sind. Neben den in Abbildung 19 dargestellten Feedbackoptionen kann bei vielen Patienten die verdrehte Subjektive Vertikale auch durch die Darbietung von Hintergrundbewegung, die sich in die Gegenrichtung um den Fixationspunkt herum dreht, beeinflusst werden (s. Abbildung 19).
– *Exploration der Umwelt und aktive Herstellung der vertikalen Körperhaltung durch Bewegungen:* Brötz et al. (2002) beschreiben ein mehrstufiges Programm zur Pusherbehandlung. Zunächst fördern sie die aktive Exploration der Umwelt und des eigenen Körpers, damit sich der Patient an den vertikalen Raumkonturen orientieren kann. Offensichtlich sind viele Patienten aber spontan nicht in der Lage, diese Fähigkeit umzusetzen und brauchen dabei Hilfe. In einem weiteren Schritt soll der Patient dann durch aktive Bewegungen lernen, eine vertikale Körperhaltung im Sitzen, Stehen und Gehen einzunehmen. Sichere Transfermöglichkeiten werden ebenfalls systematisch mit dem Patienten geübt.

Auch wenn noch keine etablierten Therapiestudien vorliegen, finden sich in den weiter oben zitierten Arbeiten zahlreiche hilfreiche Tipps für die Behandlung. Das Sensorische Feedback einschließlich des Trainings der Subjektiven Vertikalen in den verschiedenen Modalitäten, die Verbesse- Etablierte Behandlungs-konzepte fehlen noch

77

rung der Kopfbeweglichkeit und der Aufmerksamkeitsteilung können für die weitere Therapieforschung richtungsweisend sein.

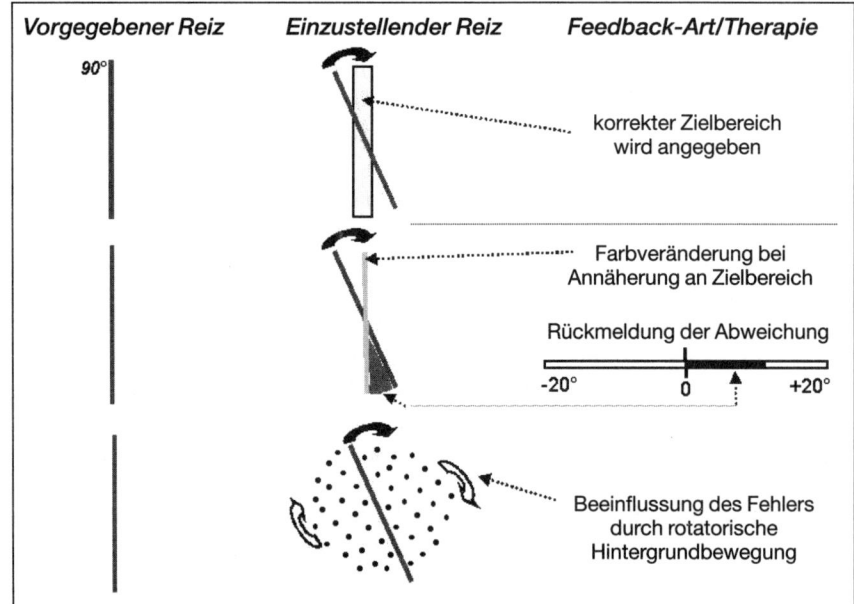

Abbildung 19: Feedbacktraining zur Verbesserung der Wahrnehmung in der Subjektiven Vertikalen bei Pusherpatienten. Am PC-Bildschirm wird jeweils eine vertikale und eine schräge Linie dargeboten. Die schräge Linie soll genauso vertikal eingestellt werden wie die vorgegebene Linie. Dazu können unterschiedliche Feedbackarten eingeblendet werden, die dem Patienten die korrekte Einstellung erleichtern: der korrekte Zielbereich kann grafisch angezeigt werden, der Vergleichsreiz verändert seine Farbe bei Annäherung an die vertikale Orientierung, oder der tatsächliche Abweichungsfehler wird dem Patienten analog am Bildschirm rückgemeldet. Bei Patienten mit einer systematischen Verrollung der Vertikalen gegen den Uhrzeigersinn kann entsprechende Hintergrundbewegung von Punkten im Uhrzeigersinn eingeblendet werden, um die Einstellung der Subjektiven Vertikalen zu beeinflussen. Dieses Training sollte zunächst im Sitzen und dann nach Möglichkeit im Stehen durchgeführt werden.

5.5   Verbesserung der Awareness

Bislang gibt es keine wissenschaftlich evaluierten und in der Praxis erprobten Therapiekonzepte zur Behandlung der Awarenessproblematik. Da die Verbesserung der Krankheitseinsicht ein für den Rehabilitations- prozess vordringliches Ziel in der Neglectbehandlung ist, werden hier

78

Empfehlungen aus der klinischen Praxis und der Fachliteratur weitergege-
ben, die sich zur Förderung einer realistischeren Einsicht bewährt haben.

Da Awareness offensichtlich am ehesten zu erreichen ist, wenn der Patient
wiederholt und dosiert mit realen, alltagsnahen Erfahrungen konfrontiert
wird, sollten dem Patienten in möglichst vielen Aktivitäten und unter-
schiedlichem Kontext Erfahrungen über seine erhaltenen und beeinträchtigten Leistungen vermittelt werden. Das längerfristige Ziel sollte hierbei
eine bessere Einschätzung seiner Schwierigkeiten und ein eigenes Gefühl
für seine Kompetenzen sein (s. Tabelle 14).

Tabelle 14: Beurteilung von Verfahren zur Förderung der Awareness bei Patienten mit
multimodalem Neglect

Bewertung	Verfahren
positiv	Feedback von Mitpatienten aus möglichst alltagsnahen Situationen (z. B. Orientierung im Alltag)
positiv	dosiertes Feedback von gescheiterten Alltagshandlungen, die der Patient vorher für unproblematisch oder leicht zu bewältigen hielt
positiv	Videofeedback von Alltagsproblemen (z. B. Nichtfinden von Gegenständen auf Tisch), Effekt hält einige Stunden nach Demonstration an (vgl. Tham & Tegner, 1997)
positiv	wiederholte Informationen über die Krankheit, deren Ursachen und Folgen für die Angehörigen, Informationsbroschüre für Angehörige
positiv	sofortiges Feedback beim Auftreten von Alltagsproblemen in möglichst alltagsnahen Situationen (z. B. direkt nach Anstoßen mit Passant oder Zusammenstößen mit dem Rollstuhl)
positiv	dosierte Konfrontation mit absichtlich herbeigeführten, gescheiterten Situationen (nur sinnvoll bei gutem Patientenkontakt; z. B. Planung und Realisierung eines Ausfluges in der Stadt mit Verkehrsmitteln)
positiv	Feedback über Probleme aus Alltags- statt aus Testsituationen
wirkungslos	Medikamente
wirkungslos	psychoanalytische Therapie zur Bearbeitung von Verdrängungsprozessen und zur Verbesserung der Krankheitseinsicht
wirkungslos	einmalige verbal-abstrakte Erläuterung des Neglects gegenüber dem Patienten; besser: wiederholte Information des Patienten und der Angehörigen möglichst mit anschaulichem Informationsmaterial

Unawareness-
behandlung
betrifft alle
Therapeuten
und Angehörige

Zur Förderung der Awareness im Alltag empfiehlt es sich, einen Katalog
verschiedener Verhaltenssituationen mit dem Patienten zu erstellen, damit
dieser eigene Kapazitäten und Probleme besser abzuschätzen lernt und
schrittweise eine vorausschauende Awareness entwickeln kann. Hierzu
sind folgende Schritte sinnvoll (vgl. Götze & Höfer, 1999; Goldenberg,
Pössl & Ziegler, 2002):

– *Vor- und Nachbereitung und Bewertung:* das genaue Vorbereiten von Handlungen, das Beurteilen erfolgter Leistungen und das Nachbearbeiten mit dem Patienten sind wichtig. Wurde die relevante Aktivität vom Patienten zufriedenstellend gelöst, wie beispielsweise das Überqueren der Straße? Welche Probleme traten eventuell auf, hat sie der Patienten bemerkt? Wie reagierten andere Personen (Passanten) oder Mitpatienten auf die Probleme des Neglectpatienten?

– *Ein Feedback* ist für Neglectpatienten um so glaubwürdiger, je alltagsnäher und relevanter die Situation für sie ist. Das Übersehen von Linien in einem Durchstreichtest ist subjektiv für viele Patienten kaum relevant, das Kollidieren mit einem Regal im Supermarkt, aus dem dann ein paar Dosen herunterfallen, ist ungleich realistischer, insbesondere wenn dies andere Personen beobachten und kommentieren. Das Feedback von Mitpatienten wird eher akzeptiert, da sie in einer ähnlichen Situation sind.

– *Potenzielle Selbstgefährdung:* Besonders wenn Selbstgefährdung für den Patienten besteht, sollte ein Vertrag mit ihm geschlossen werden, in dem seine Aufgaben und die des Therapeuten schriftlich festgehalten sind. Schriftliche Vereinbarungen können nicht so leicht „rationalisiert" werden wie mündliche Absprachen, an die sich der Patient nach einiger Zeit nicht mehr so gut erinnert.

Exemplarisch könnte im Rahmen dieses Vertrages zunächst vereinbart werden, dass sich der Patient nur auf einen Aspekt konzentriert: das Gehen auf unebenem Grund. Der Therapeut übernimmt die Aufgabe, den Verkehr zu beachten. Durch häufigeres Üben des Gehens wird diese Aktivität automatisierte Routine, so dass der Patient weniger Konzentration hierfür benötigt. Im nächsten Schritt könnte der Patient dann hauptsächlich die festgelegte Aktivität üben – das Gehen auf unebenem Grund – aber alle fünf Schritte stehenbleiben, um sich umzuschauen, wie sich der Verkehr verändert und ob er in die richtige Richtung gegangen ist. Hier sollte der Therapeut immer für die zweite Aktivität (den Verkehr) die Verantwortung übernehmen. Schrittweise können dann beide Aktivitäten mehr und mehr ineinander verschränkt werden, bis sie fast gleichzeitig bewältigt werden können. In einer letzten Phase kann dann vereinbart werden, dass der Therapeut im Hintergrund bleibt und nur noch eingreift, wenn es für den Patienten gefährlich wird. Der Therapeut würde aber nicht eingreifen, wenn der Patient in die falsche Richtung geht, die falsche U-Bahn nimmt oder in das falsche Geschäft geht.

5.6   Kombinationstherapien

Über effektive Kombinationsbehandlungen in der Neglecttherapie ist bislang noch wenig bekannt. Brunila et al. (2002) fanden in einer Studie, dass die Kombination aus visuellem Explorations- und Limb Activation Training wirksamer ist als das jeweilige Einzelverfahren, vorausgesetzt die Patienten verfügten über eine ausreichende Arm- und Schulterfunktion. Kombinationstherapien aus zwei sensorischen Stimulationsverfahren sind mit großer Wahrscheinlichkeit ebenfalls wirksamer als ein Verfahren für sich allein. Welche Verfahren sich jedoch besonders für eine Kombination anbieten und welche dafür ungeeignet sind, ist bislang nicht systematisch erprobt worden. Dies ist eine dringende Aufgabe zukünftiger Therapieforschung, da der zur Verfügung stehende Behandlungszeitraum für die Neglectbehandlung aufgrund der kontinuierlich sinkenden Belegungszeiten in den Rehabilitationskliniken (aufgrund des Kostendrucks im Gesundheitswesen) zunehmend knapper wird. Darüber hinaus sind vergleichbare ambulante Behandlungsangebote noch nicht im erforderlichen Ausmaß vorhanden (vor allem bezüglich der Behandlungshäufigkeit noch nicht).

5.7   Alltagsnahe Therapieansätze

In der Frühphase der Behandlung liegt der Schwerpunkt der Neglecttherapie auf den Restitutions- und Kompensationsverfahren. In der anschließenden Phase sollte mit der Verbesserung relevanter Alltagsleistungen begonnen werden. Oft ergeben sich hierbei auch noch Hinweise auf bestehende oder in der klinischen Neglectdiagnostik nicht evidente Probleme, wie Transferprobleme in komplexen Situationen, mangelnde Einsicht, risikoreiches Verhalten im Straßenverkehr, geringe Belastbarkeit und die Anfälligkeit gegenüber Störreizen (Lärm, auffällige visuelle Reize, Ansprache von Personen, plötzliches Auftreten von Hindernissen).

5.7.1   *Sequenzierung und Strukturierung von Alltagshandlungen*

Manche Neglectpatienten erscheinen in ihren Handlungen planlos, beenden begonnene Aktionen nicht und „verzetteln" sich. Diesen Patienten fehlt der „rote Faden" für eine Handlung oder dieser geht ihnen während der Handlung verloren. Dabei handelt es sich meist um Neglectpatienten mit Basalganglienläsionen, frontalen oder diffus-disseminierten Läsionen, die zusätzlich noch eine kognitive Inflexibilität und andere Aspekte einer exekutiven Störung aufweisen. Therapeutisch ist es wichtig, darauf zu achten, dass sich diese Patienten nur *auf eine Handlung konzentrieren* und diese beenden, bevor sie eine neue beginnen. In dieser Phase sollten verschiedene Teilhandlungen streng *nacheinander,* nicht gleichzeitig durchgeführt werden (Beispiel: erst explorieren, dann gehen, dann sprechen, anstatt alles drei gleichzeitig zu versuchen).

Fokussierung auf eine Handlung im Alltag wichtig

Handlungen nacheinander, nicht gleichzeitig durchführen

5.7.2 Steigerung der Belastbarkeit, Förderung der Fähigkeit zur Aufmerksamkeitsteilung

Aufgrund der begrenzten Aufmerksamkeitskapazität und der Probleme in der Aufmerksamkeitsteilung (siehe Tabelle 15) treten bei Neglectpatienten im Alltag oft Schwierigkeiten auf, die in der Klinik entweder schon bewältigt wurden oder mangels entsprechender Anforderung nicht auffielen. Zusätzliche Reize und die Konzentration auf die eigene Fortbewegung (viele Neglectpatienten haben eine Resthemiparese, s. Kapitel 1.1.9) beanspruchen die reduzierten Aufmerksamkeitsressourcen des Patienten. Durch die schrittweise Steigerung der Dauer einzelner Handlungen und den Übungseffekt werden weniger Aufmerksamkeitsressourcen benötigt, so dass der Patient sich dann auf neue Aspekte konzentrieren und schließlich wieder zwei Handlungen quasi gleichzeitig durchführen kann (Münssinger & Kerkhoff, 2002).

Verbesserung der Aufmerksamkeitsteilung wichtig für den Alltag

5.7.3 Förderung einer sicheren Orientierung im Raum

Die selbstständige und sichere Orientierung im Alltag ist vielen Patienten wichtig, weil sie dadurch unabhängig von Therapeuten und Angehörigen werden. In der Therapie kann damit begonnen werden, den Weg von A nach B (in der Klinik oder zu Hause) in einzelne Teilschritte zu unterteilen und diese separat zu üben. So könnte zunächst der Weg von zu Hause bis

Restneglect zeigt sich im Alltag eher als in der Klinik

Tabelle 15: Therapeutische Fragestellungen bei Neglectpatienten im Alltag

Steigerung der Aufmerksamkeitsressourcen

Allgemeine Fragestellung	Spezielle Fragestellung
Restneglect? Besteht ein Restneglect in bestimmten Alltagssituationen?	Der Patient ist in klinischen Neglecttests unauffällig. Frage: Kann er sich allein und sicher im Alltag orientieren, eine Straße überqueren, die Ampel beachten? Kann er allein den Weg zur Ambulanz/Tagklinik zurücklegen?
Behandlungstransfer? Hat es einen Transfer der in der Klinik geübten Behandlungsstrategien in den Alltag gegeben?	Sucht der Patient nach einem visuellen Explorationstraining jetzt mehr im linken Halbraum? Macht er koordinierte Augen- und Kopfbewegungen beim Absuchen der Umwelt, beim Betrachten eines Fahrplanes? Schaut er zuerst zur vernachlässigten Seite, bevor er einen Radweg überquert?
Räumliche Orientierung? Wie ist die Orientierung des Patienten speziell in seinem Stadtteil/Wohnort?	Kann der Patient wichtige Orte selbstständig und sicher aufsuchen (Arzt, Apotheke, Laden, Bushaltestelle)? Kann er sicher Verkehrsmittel benutzen? Kann er sich in kleinen und großen Gebäuden orientieren (Geschäfte, Kaufhäuser, Ämter) oder verläuft er sich? Besteht Gefährdung für den Patienten selbst und/oder Andere, wenn er allein unterwegs ist?

Allgemeine Fragestellung	Spezielle Fragestellung
Awareness? Wie ist die Einsicht des Patienten für seine Erkrankung und die sich daraus ergebenden Probleme im Alltag?	Kann der Patient seine Stärken und Schwächen realistisch einschätzen? Kann er selbst Strategien entwickeln oder annehmen, um bestimmte Probleme zu lösen? Kann er sich Hilfe von anderen Personen organisieren bzw. lässt er sich von ihnen helfen?
Konzentration/Ablenkbarkeit/ Aufmerksamkeitsteilung? Kann der Patient sich auf eine Handlung konzentrieren? Kann er zwei Handlungen gleichzeitig ausführen?	Kann der Patient sich auf eine Handlung konzentrieren und Störreize ausblenden? Kann er komplexere Handlungen in Einzelschritte zerlegen (z. B. erst explorieren, dann gehen, dann stehenbleiben, dann wieder explorieren usw.)
Belastbarkeit? Wie lange ist der Patient belastbar im Alltag?	Wie weit kann der Patient gehen? Wie lange kann er am PC arbeiten unter Störbedingungen (Telefon)? Macht er bei Müdigkeit mehr Fehler? Nach welcher Zeitdauer treten vermehrt Probleme auf?
Motorik/Mobilität? Wie weit kann der Patient gehen? Bei welchen Aktivitäten treten noch Probleme auf, wo ist Hilfe notwendig?	Setzt der Patient seinen vernachlässigten Arm/Fuß bei Alltagshandlungen ein? Besteht Sturzgefahr in bestimmten Situationen (z.B. Treppen)?

zur U-Bahn geübt werden, dann zusätzlich das Ein- und Aussteigen, bis nach vielen Einzelschritten der ganze Weg gelingt. Vorher sollte mit dem Patienten besprochen werden, worin *seine* Leistung besteht, und was der Therapeut übernimmt. Folgende wichtige Fragen kann der Therapeut in diesen Situationen prüfen:

– Werden ausreichende Explorationsstrategien (Augen- und Kopfbewegungen) eingesetzt?
– Kann der Patient Risiken abschätzen oder besteht Eigen- oder Fremdgefährdung? Kann er anderen Personen ausweichen?
– Sucht er die vernachlässigte Raumhälfte auch dann noch ab, wenn er in der intakten Raumhälfte abgelenkt wird?

Alltagsleistungen aufgrund von Testscores schwer vorhersagbar

– Kann der Patient gleichzeitig gehen und sprechen, oder verstärkt sich dann die Vernachlässigung?
– Erinnert sich der Patient an die vereinbarten Orientierungspunkte?

5.7.4 Rollstuhlnavigation

Rollstuhlfahren ist für die meisten Neglectpatienten in den ersten Monaten nach der Hirnschädigung die einzige selbstständige Fortbewegungsart. Gerade rechtshemisphärisch geschädigte Patienten haben vielfältige Probleme mit dem Rollstuhlfahren (Webster et al., 1995), obwohl sie ihre meist intakte und dominante rechte Hand sowie den rechten Fuß zur Navigation nutzen können. Insbesondere wenn die Patienten *rückwärts* fahren

Unabhängigkeit und Mobilität wichtig für Patienten

Rückwärts- und Schrägfahren mit Rollstuhl überprüfen

müssen, Distanzen und Entfernungen einschätzen sollen oder sich ihren Weg durch eine enge und unübersichtliche Umgebung suchen müssen, treten Probleme auf. Das Rollstuhlfahren erfordert nicht nur motorische, sondern auch räumliche und planerische Fähigkeiten. So erfordert insbeson-

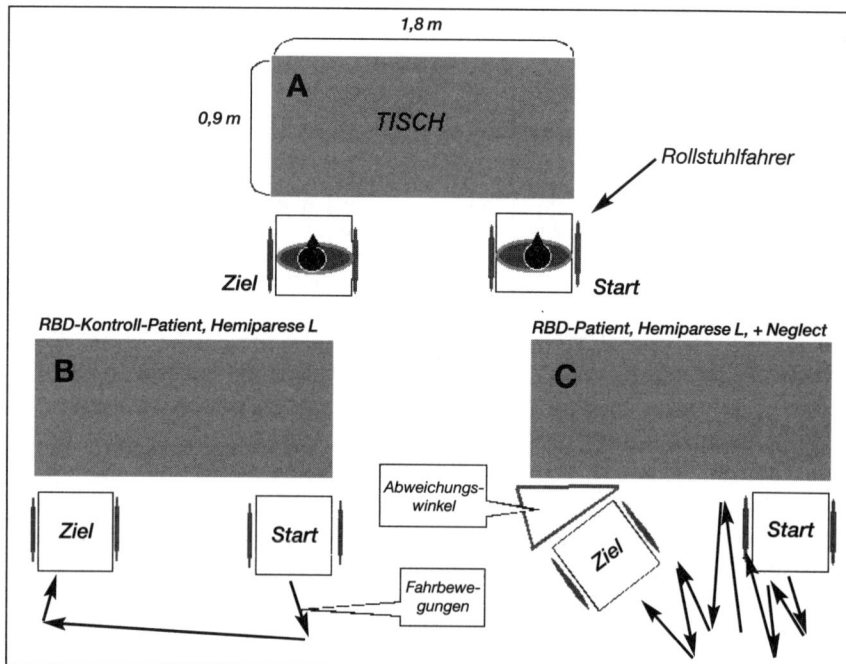

Abbildung 20: Beispiel für die Untersuchung der Rollstuhlnavigation in einem kleinen Raum vor einem Schreibtisch **(A).** Der Patient soll mit möglichst wenigen Fahrbewegungen vom rechten vorderen zum linken Rand des Schreibtisches fahren (von Start nach Ziel). Am Ende soll der linke Rollstuhlrand bündig mit der linken Tischkante sein und der Patient soll so vor dem Tisch stehen, dass er dort etwas schreiben könnte. **B:** Exemplarische Leistungen und durch Pfeile angedeutete Navigationsleistung (jeder Pfeil=1 Fahrbewegung) bei einem linksparetischen Patienten mit einer rechtshemisphärischen Schädigung, jedoch ohne Neglect und ohne assoziierte räumlich-perzeptive Störung. Der Patient schafft es mit wenigen Fahrbewegungen den Rollstuhl einigermaßen bündig und in richtigem Abstand an die linke Tischkante zu manövrieren. **C:** Im Gegensatz dazu schafft es der hier dargestellte Patient mit rechtshemisphärischer Läsion und linksseitigem Neglect sowie räumlicher Störung (und linksseitiger Parese) trotz zahlreicher Fahrbewegungen nicht, die korrekte Zielposition zu erreichen. Der Rollstuhl steht verdreht und zu weit weg vom Tisch. Zur Kodierung: Jede Fahrbewegung wird auf einem Protokollblatt skizziert. Jede Richtungsänderung (seitlich oder vor/zurück) gilt als neue Fahrbewegung. Cutoffwerte für diese Art der Rollstuhlnavigation: max. 10 Fahrbewegungen, max. 3 Minuten Gesamtzeit, maximaler Abweichungswinkel: 15° von der Tischkante in der Endposition des Rollstuhls. Die Dimensionen des Tisches sind in m angegeben. (RBD: rechtshemisphärische Hirnschädigung)

84

dere das Rückwärtsfahren eine gute räumliche Vorstellungsfähigkeit und die Fähigkeit zur mentalen Rotation. Abbildung 20 zeigt schematisch eine einfache Untersuchungsmöglichkeit mit Cutoffwerten für die Überprüfung der Rollstuhlnavigation in einem Zimmer. Damit können erste Hinweise auf mögliche Defizite in der Rollstuhlnavigation gewonnen werden.

Darüber hinaus sollte der Therapeut auf folgende Aspekte achten:

– Kann der Patient *beide Bremsen* feststellen und wieder lösen (Achtung: Bremse auf der kontraläsionalen Seite!)?
– Gelingt das geradeaus Fahren mit der/dem ipsiläsionalen Hand/Bein (häufig fahren die Patienten dann schräg oder zickzack)?
– Kann der Patient unter Zuhilfenahme des intakten Fußes den Rollstuhl drehen (etwa zum Abbiegen), rückwärts aus einer schmalen Enge wieder herausfahren (etwa Fahrstuhl, WC oder Zimmer), Schwingtüren langsam aufschieben und durchfahren sowie schräge Ebenen oder Rampen befahren?
– Das Rollstuhlfahren in Supermärkten oder kleinen Geschäften ist ebenfalls wegen der engen Gänge und Durchlässe an den Kassen schwierig. Aufgrund der niedrigeren Sitzposition im Rollstuhl ist auch der visuelle Überblick eingeschränkt. Rollstuhlpatienten müssen über ein gutes räumliches Vorstellungsvermögen verfügen, da sie Wege und Hindernisse nicht gleichzeitig überblicken, sondern nur *sequenziell* erfassen können.

5.7.5 Überprüfen von Transferproblemen

Hier sollte der Therapeut überprüfen, ob noch ein Restneglect auftritt und in welchen Alltagssituationen dies passiert. Dies ist nicht hinreichend durch die neuropsychologische Testdiagnostik vorhersagbar und entsprechende Situationen können meistens im klinischen Setting nicht realistisch hergestellt werden. Außerdem fehlt solchen gestellten Situationen der *dynamische* Aspekt, da sich im außerklinischen Alltag Situationen rasch ändern, Personen und Fahrzeuge sowie der Patient selbst bewegen sich und es gibt störende Geräusche, so dass zahlreiche Aktivitäten im Alltag wesentlich schwieriger und anstrengender sind als in der Klinik. Dies gilt insbesondere für Patienten mit einem Restneglect, der in der „beschützten" Klinikatmosphäre oft schon hinreichend kompensiert werden kann, unter komplexen Alltagsanforderungen jedoch wieder verstärkt auftritt. So fand sich beispielsweise in unserer Klinik ein 21-jähriger Patient, der in der visuellen Exploration in der Klinik als vollkommen unauffällig galt, in den Neglecttests weitestgehend normal abschnitt, am Hauptbahnhof aber alle Gleise und Züge auf der linken Seite vernachlässigte. Dieses Problem wäre aus den Klinikbeobachtungen und Testverfahren nicht vorhersagbar gewesen.

5.8   Einzel- versus Gruppentherapie

In der Akutphase des Neglects (0 bis 3 Monate) ist für die meisten Patienten nur eine Einzelbehandlung sinnvoll. Sobald die Patienten jedoch ausreichend lange im Rollstuhl sitzen können und an einer systematischen Behandlung in der Aktivierungsphase teilnehmen können, sind auch Gruppenbehandlungen möglich. Solche Gruppentrainings lassen sich von der Art der Stimulation her am besten im Rahmen der optokinetischen Stimulationstherapie sowie des visuellen Explorationstrainings durchführen. Alle anderen Stimulationsverfahren erfordern in der Regel *einen* Therapeuten pro Patient. In der späteren Kompensationsphase bieten sich Kleingruppen besonders zur Awarenessbehandlung sowie zur alltagsnahen Neglecttherapie an, weil hierfür der Austausch und das Feedback innerhalb der Gruppe erforderlich sind. Über die eventuellen Vorteile der Einzel- vs. Gruppenbehandlung liegen (abgesehen vom naheliegenden ökonomischen Vorteil für die Klinik) keine gesicherten wissenschaftlichen Erkenntnisse vor. Sofern der Therapeut jedoch in der Aktivierungsphase auf die korrekte Durchführung des Trainings achtet, sollte das Gruppentraining genauso effektiv wie die analoge Einzelbehandlung sein.

Gruppen-situation wichtig zur Awareness-behandlung

Für die Awareness- und alltagsnahe Neglectbehandlung ist der Gruppenaspekt ein zentraler Punkt im Behandlungskonzept. Allerdings ist hier eine Gruppe im herkömmlichen Sinn mit einem Therapeuten und mehreren Patienten wenig geeignet, da für die alltagsorientierte Behandlung in konkreten Situationen oft ein rasches Feedback über die Fähigkeiten und gerade auftretenden Probleme des Patienten in der Situation sowie eventuelles Eingreifen bei entsprechender Gefährdung nötig ist. Idealerweise kreieren mehrere Therapeuten mit ihren Patienten eine Gruppensituation, in der die einzelnen Patienten auch voneinander lernen können.

Eine andere Variante der Neglectbehandlung in Kleingruppen sieht vor, dass sich zwei Patienten gegenübersitzen und gemeinsam eine alltagsnahe Suchaufgabe an einem Tisch durchführen. Jeder Patient achtet besonders auf die Fehler des ihm gegenüberliegenden Patienten in dessen vernachlässigtem Halbfeld. Das jeweilige Feedback kommt von einem Mitpatienten und wird leichter angenommen. Dieses Training „dyadischer Interaktion" ist bislang kaum quantitativ evaluiert worden, könnte aber insbesondere für die Behandlung der Unawageness günstig sein.

5.9   Typische Probleme

- Eine wesentliche Schwierigkeit in der Neglecttherapie ist die Behandlung der Unawareness. Patienten mit einem geringen Störungsbewusstsein sind schwierig zu behandeln und übertragen die erlernten Strategien kaum spontan in den Alltag.

86

- Eine Voraussage der Fähigkeiten und Probleme eines Patienten im Alltag ist auf der Grundlage klinischer Tests allein oft schwer zu treffen.
- Die Sicherung des Transfers von Funktionstherapien in den Alltag kann ebenfalls ein Problem sein.
- Auch die verminderte Belastbarkeit und raschere Ermüdbarkeit der Neglectpatienten beeinträchtigt die Wirksamkeit der Behandlung. Als Folge fühlen sich die Patienten im Alltag häufig überfordert.

Überforderungssituationen im Alltag vermeiden

- Das Finden und individuelle Zuschneiden des optimalen Behandlungskonzeptes und die Koordinierung der verschiedenen Behandlungsverfahren und Behandler gehört mit zum schwierigsten in der Neglecttherapie.

6 Folgerungen und offene Fragen

Dieses Buch hat hoffentlich deutlich gemacht, dass die Behandlung der Neglectsymptomatik und der häufig damit assoziierten Störungen komplex und vielschichtig ist. „Reine" Neglectpatienten ohne assoziierte Störungen sind im klinischen oder ambulanten Setting selten. Häufiger trifft man auf Patienten, die zahlreiche „Nebenschauplätze" neben ihrer Neglectsymptomatik aufweisen, die ebenfalls beachtet und nach Möglichkeit auch behandelt werden sollten. Darüber hinaus zeigt dieses Buch, dass Neglecttherapie nicht nur eine einzige Berufsgruppe betrifft, sondern in der Regel mindestens fünf therapeutisch arbeitende Berufsgruppen umfasst (Neuropsychologen, Krankengymnasten, Ergotherapeuten, Pflegepersonal, Ärzte etc.). Um in der Neglecttherapie erfolgreich zu sein, müssen sich die unterschiedlichen Berufsgruppen hinsichtlich ihrer Therapieziele und -methoden immer wieder aufeinander abstimmen und über die gemeinsame Zielrichtung im Klaren sein. Kenntisse über die Behandlungsmethoden der jeweils anderen Berufsgruppe sind dabei unerlässlich.

Reiner Neglect ohne Begleitstörungen ist selten

Blickt man zurück auf etwa 30 Jahre Forschung und Entwicklung in der Neglectrehabilitation so gibt es erhebliche Fortschritte sowohl im grundlegenden Verständnis der Störungsmechanismen als auch in der Entwicklung neuer, wirksamerer Behandlungsverfahren. Diese verbesserten Behandlungsverfahren kommen den Patienten zunehmend zugute. Trotz der Fortschritte bleiben jedoch noch viele Fragen unbeantwortet.

Fortschritte in der Neglectbehandlung

Offene Forschungsfragen

- Neglect ist meistens multimodal. Wie interagieren die unterschiedlichen Sinneskanäle miteinander?
- Auditorischer und taktiler Neglect sind derzeit noch nicht gut untersuchbar. Wie lassen sich beide Neglectformen quantitativ erfassen?

- Der Zusammenhang zwischen repräsentationalem Neglect und sensorischem Neglect ist unklar. Warum haben sehr viel weniger Patienten einen repräsentationalen Neglect als einen sensorischen Neglect?– Wie verhalten sich Extinktion und Neglect zueinander? Ist Extinktion eine Form des Restneglects oder eine häufig assoziierte Störung, die vom Neglect abzugrenzen ist?
- Welche Therapiemethoden sind in der Neglectbehandlung besonders effektiv? Welches sind die effektivsten Behandlungskombinationen, und können Medikamente oder spezielle Prothesen einen wichtigen Beitrag zur Rehabilitation des Neglects leisten?
- Wie sind die Langzeiteffekte neuropsychologischer Therapie bei Neglect und Extinktion (Verlauf 2 bis 5 Jahre)?
- Welche Prozesse sind an der spontanen und therapieinduzierten Funktionsverbesserung bei Neglect, Extinktion und den anderen Phänomenen beteiligt? Sind Regionen der geschädigten oder der intakten Hemisphäre, oder beider Hemisphären hierfür wichtig?
- Können effektive Prothesen zur Langzeitneglectbehandlung entwickelt werden?
- Die Phänomene der Unawareness sind bislang noch unklar. Welche Prozesse generieren Awareness für den Zustand unserer sensorischen, motorischen, emotionalen und kognitiven Fertigkeiten? Wie erklärt sich die Dissoziation zwischen einzelnen Aspekten der Awareness?
- Lässt sich Unawareness wirkungsvoll und dauerhaft behandeln, und wie?
- Wie lassen sich posturale Defizite wirkungsvoll behandeln?

7 Fallbeispiel

Im folgenden wird exemplarisch die Neglectbehandlung einer Patienten mit ausgeprägten multimodalen Neglectphänomenen dargestellt.

Befunde vor Therapie: Frau B. erlitt im Alter von 74 Jahren einen rechtsseitigen Mediainfarkt mit Schädigung des inferioren parietalen Kortex, die zu einem multimodalen linksseitigen Neglect, einer linksseitigen Hemianopsie (Restgesichtsfeld 3° auf der linken Horizontalachse) und einer linksseitiger Hemiparese führte. Sie zeigte eine Unawareness für ihren Gesichtsfeldausfall, realisierte jedoch ihre Lähmung und war zeitlich, örtlich und zu ihrer Person gut orientiert.

Allgemeine Therapie und OKS-Therapie: Zwei Monate nach dem Insult wurde Frau B. nach vorheriger Information und ihrer Einwilligung mit in unsere Studie zur optokinetischen Stimulation aufgenommen. Frau B.

erhielt fünf Sitzungen OKS-Therapie mit der Driftbewegung nach links unter Benutzung des VS-Programms (Quelle s. Anhang) und einer Dauer von je 45 Minuten. Die Drift wurde an einem 17-Zoll-Monitor in einem Beobachterabstand von 40 cm dargeboten. Alle fünf Minuten wurde eine kurze Pause für etwa zwei Minuten eingelegt. Frau B. wurde aufgefordert, Augenfolgebewegungen zu den dargebotenen Quadraten am Bildschirm zu machen, um möglichst weit zur linken, vernachlässigten Seite hinüberzuschauen. Die 5 OKS-Therapiesitzungen wurden in einem Gesamtzeitraum von 12 Tagen durchgeführt (genauere Beschreibung der OKS-

Tabelle 16: Ergebnisse der Optokinetischen Stimulationstherapie (OKS) bei einer 74jährigen Neglectpatientin zu zwei Zeitpunkten vor der OKS-Therapie (Baseline 1 und 2 Wochen-Zeitraum), nach OKS-Therapie (Posttest) und 16 Tage nach Therapieende (Follow-up-Messung). Mitgeteilt werden die gemittelten Werte pro Test und Messzeitpunkt. Legende: Durchstreichtest: Single-Task bedeutet das Ausstreichen aller Zahlen eines Typs (8), Dual-Task bedeutet das Ausstreichen zweier Zahlentypen (1+9); Textlesen: die Auslassungen und Ersetzungen sind für Texte mit durchschnittlich 55 Worten in 8-10 Zeilen berechnet; Linienhalbierung perzeptiv: am PC-Monitor musste eine 24 cm langer und 1 cm breiter Balken halbiert werden; Linienhalbierung visuomotorisch: eine 20 cm lange und 5 mm breite Linie musste auf einem DIN-A4-Format großen Papier vom Patienten mit einem Stift halbiert werden; Akustisches Geradeausempfinden: 0° entspricht der objektiven Geradeausrichtung im vorderen Halbraum, +/- bezeichnet Abweichungen nach rechts (ipsiläsional) bzw. nach links (kontraläsional). Eine genauere Aufgabenbeschreibung findet sich in Kerkhoff et al. (2001). #: einzelfallstatistisch abgesicherte, signifikante Verbesserung von der 2. Baseline-messung zum Posttest mittels Wilcoxon-Test über mehrere Einzelwerte pro Aufgabe.

	1. Baseline	2. Baseline	Posttest	Follow-up-Test
Durchstreichtest Single-Task Auslassungen links (%)#	100	100	25.0	30.0
Durchstreichtest Single-Task Auslassungen rechts (%)#	40.0	40.0	20.0	10.0
Durchstreichtest Dual-Task Auslassungen links (%)#	100	100	50.0	60.0
Durchstreichtest Dual-Task Auslassungen rechts (%)#	80.0	70.0	30.0	30.0
Textlesen, Auslassungen (%)#	77.0	79.0	38.0	42.0
Linienhalbierung PC (perzeptiv), Abweichung (%)	62.5	94.2	66.0	83.0
Linienhalbierung, Papier/ Bleistift (visuomotorisch), Abweichung (%)#	86.0	89.3	25.0	20.0
Visuelle Größenschätzung (VS), Abweichung (%)#	55.0	65.0	12.0	13.0
Akustisches Subjektives Geradeausempfinden (Grad)#	+40.0	+40.0	-13.8	+3.8

Therapie s. Behandlungsplan, 5.2.1). Während des gesamten Zeitraums erhielt Frau B. Physiotherapie und Ergotherapie, jedoch kein spezifisches Neglect- oder Aufmerksamkeitstraining.

Befunde nach Therapie: Tabelle 16 fasst die Ergebnisse der neuropsychologischen Neglecttests zu zwei Zeitpunkten vor der OKS-Therapie (Baselinephase), direkt danach (Posttest) und zu einem Follow-up-Zeitpunkt 3 Wochen nach dem Ende der OKS-Behandlung zusammen. Es kam zu einer signifikanten und klinisch bedeutsamen Verbesserung der Neglectsymptomatik während des Therapiezeitraumes, während sich in den beiden Phasen vor und nach der OKS-Therapie nur geringfügige Verbesserungen in der Vernachlässigungssymptomatik fanden. Es zeigten sich in allen durchgeführten Testverfahren mit Ausnahme der perzeptiven Linienhalbierung signifikante Verbesserungen, wenngleich in einigen Leistungen (wie etwa dem Zahlen ausstreichen oder der Linienhalbierung) keine völlige Normalisierung erzielt werden konnte. Insgesamt konnte jedoch innerhalb des kurzen Therapiezeitraumes und in Anbetracht der beträchtlichen Störungen vor Therapiebeginnn eine deutliche Reduktion des Neglects durch die OKS-Therapie erzielt werden.

Frau B. wurde wenige Tage nach der Follow-up-Messung aus der Klinik entlassen und erhielt ambulant weiterhin Physio- und Ergotherapie jeweils 1 x wöchentlich zu Hause. Nach Aussagen des Ehemannes traten zu Hause noch Restneglectsymptome auf, die sich allerdings hinsichtlich Schweregrad und Häufigkeit deutlich im Vergleich zur Zeit vor der OKS-Therapie verringert hatten. Auch habe sich die Krankheitseinsicht hinsichtlich der Hemianopsie und der generellen Neglectprobleme deutlich verbessert.

8   Weiterführende Literatur

Karnath, H.-O. (2002). Neglect. In: Hartje, W. & Poeck, K. (Hrsg.), *Klinische Neuropsychologie*, 4. erweiterte und überarbeitete Neuauflage. Thieme, Stuttgart, 334-360.

Kerkhoff, G. (2001). Hemispatial neglect in man. *Progress in Neurobiology, 63*, 1-27.

9   Literaturverzeichnis

Apicella, P., Legallet, E., Nieoullon, A. & Trouche, E. (1991). Neglect of contralateral visual stimuli in monkeys with unilateral striatal dopamine depletion. *Behavioural Brain Research, 46*, 187 – 195.

Arai, T., Ohi, H., Sasaki, H., Nobuto, H. & Tanaka, K. (1997). Hemispatial sunglasses: effect on unilateral spatial neglect. *Archives of Physical Medicine and Rehabilitation, 78(2)*, 230 – 232.

Azouvi, P., Marchal, F., Samuel, C., Morin, L., Renard, C., Louis-Dreyfus, A., Jokic, C., Wiart, L., Pradat-Diehl, P., Deloche, G. & Bergego, C. (1996). Functional consequences and awareness of unilateral neglect: Study of an evaluation scale. *Neuropsychological Rehabilitation, 6(2)*, 133 – 150.

Bartolomeo, P., D'Erme, P. & Gainotti, G. (1994). Relationship between visuospatial and representational neglect. *Neurology, 44*, 1710 – 1714.

Battersby, W.S., Bender, M.B., Pollack, M. & Kahn, R.L. (1956). Unilateral „spatial agnosia" („inattention") in patients with cerebral lesions. *Brain, 79*, 68 – 93.

Beis, J.M., Andre, J.M., Baumgarten, A. & Challier, B. (1999). Eye patching in unilateral spatial neglect: efficacy of two methods. *Archives of Physical Medicine and Rehabilitation, 80(1)*, 71 – 76.

Bellmann, A., Meuli, R. & Clarke, S. (2001). Two types of auditory neglect. *Brain, 124*, 676 – 687.

Benaim, C., Pérennou, D.A., Villy, J., Rousseaux, M. & Pelissier, J.Y. (1999). Validation of a standardized assessment of postural control in stroke patients. *Stroke, 30*, 1862 – 1868.

Bisiach, E., Capitani, E., Luzzatti, C. & Perani, D. (1981). Brain and conscious representation of outside reality. *Neuropsychologia, 19*, 543 – 551.

Bottini, G., Karnath, H.O., Vallar, G., Sterzi, R., Frith, C.D., Frackowiak, R.S. & Paulesu, E. (2001). Cerebral representations for egocentric space: Functional-anatomical evidence from caloric vestibular stimulation and neck vibration. *Brain, 124*, 1182 – 1196.

Brötz, D., Götz, A., Müller, H. & Karnath, H.-O. (2002). Physiotherapeutische Diagnostik und Therapie der Pusher-Symptomatik. *Zeitschrift für Physiotherapeuten, 3*, 365 – 376.

Brunila, T., Lincoln, N.B., Lindell, A., Tenovuo, O. & Hämäläinen, H. (2002). Experiences of combined visual training and arm activation in the rehabilitation of unilateral visual neglect: A clinical study. *Neuropsychological Rehabilitation, 12*, 27 – 40.

Bülau, P. & Steinmeyer, H.-D. (2001). Führerschein und Schlaganfall. *Neurologie & Rehabilitation 7*, 119 – 120.

Butter, C.M. & Kirsch, N. (1992). Combined and separate effects of eye patching and visual stimulation on unilateral neglect following stroke. *Archives of Physical Medicine and Rehabilitation, 73*, 1133 – 1139.

Campbell, D.C. & Oxbury, J.M. (1976). Recovery from unilateral visuo-spatial neglect? *Cortex, 12*, 303 – 312.

Carli, M., Evenden, J.L. & Robbins, T.W. (1985). Depletion of unilateral striatal dopamine impairs initiation of contralateral actions and not sensory attention. *Nature, 313*, 679 – 682.

Celesia, G.G., Brigell, M. & Vaphiades, M.S. (1997). Hemianopic anosognosia. *Neurology*, *49*, 88 – 97.

Cocchini, G., Beschin, N. & Jehkonen, M. (2001). The Fluff test: a simple task to assess body representation neglect. *Neuropsychological Rehabilitation*, *11*(1), 17 – 31.

Colby, C.L. (1998). Action-oriented spatial reference frames in cortex. *Neuron*, *20*(1), 15 – 24.

Coull, J.T. & Nobre, A.C. (1998). Where and when to pay attention: the neural systems for directing attention to spatial locations and to time intervals as revealed by both PET and fMRI. *The Journal of Neuroscience*, *18*(18), 7426 – 7435.

Critchley, M. (1949). The problem of awareness or non-awareness of hemianopic field defects. *Transactions of the Ophthalmological Society*, *69*, 95 – 109.

Cutting, J. (1978). Study of anosognosia. *Journal of Neurology, Neurosurgery, and Psychiatry*, *41*, 548 – 555.

Davies, P. (1986) *Hemiplegie*. Berlin: Springer.

De Renzi, E., Gentilini, M. & Pattacini, F. (1984). Auditory extinction following hemisphere damage. *Neuropsychologia*, *22*, 733 – 744.

Ellis, S. & Small, M. (1997) Localization of lesion in denial of hemiplegia after acute stroke. *Stroke*, *28*, 67 – 71.

Fels, M. & Geissner, E. (1997). *Neglect-Test (NET)*. (2. Auflage). Göttingen: Hogrefe.

Fleet, W.S., Valenstein, E., Watson, R.T. & Heilman, K.M. (1987). Dopamine agonist therapy for neglect in humans. *Neurology*, *37*, 1765 – 1770.

Frassinetti, F., Angeli, V., Meneghello, F. & Làdavas, E. (2002). Long-lasting amelioration of visuospatial neglect by prism adaptation. *Brain*, *125*, 608 – 623.

Frassinetti, F., Pavani, F. & Ladavas, E. (2002). Acoustical vision of neglected stimuli: interaction among spatially converging audiovisual inputs in neglect patients. *Journal of Cognitive Neuroscience*, *14*(1), 62 – 69.

Fujii, T., Fukatsu, R., Kimura, I., Saso, S.-I. & Kogure, K. (1991). Unilateral spatial neglect in visual and tactile modalities. *Cortex*, *27*, 339 – 343.

Gaffan, D. & Hornak, J. (1999). Amnesia and neglect: Beyond the Delay-Brion system and the Hebb synapse. In N. Burgess, K. J. Jeffery & J. O´Keefe (Eds.), *The Hippocampal and Parietal Foundations of Spatial Cognition* (pp. 345 – 358). Oxford: Oxford University Press.

Gjelsvik, B. (2002). *Form und Funktion. Neurologie, Bobath-Konzept, Physiotherapie.* Stuttgart: Thieme

Götze, R. & Höfer, B. (1999). *Alltagsorientierte Therapie*. Stuttgart: Thieme

Goldenberg, G., Pössl, J. & Ziegler,W. (2002), *Neuropsychologie im Alltag*. Stuttgart: Thieme.

Grujic, Z., Mapstone, M. & Gitelman, D.R. (1998). Dopamine agonists reorient visual exploration away from neglected hemispace. *Neurology*, *51*, 1395 – 1398.

Heilman, K.M., Barrett, A.M. & Adair, J.C. (1998). Possible mechanisms of anosognosia: a defect in self-awareness. *Philosophical Transactions of the Royal Society, London, B*, 353, 1903 – 1909.

Heilman, K.M. & Van Den Abell, T. (1980). Right hemisphere dominance for attention: the mechanism underlying hemispheric asymmetries of inattention (neglect). *Neurology, 30*, 327 – 330.

Hesse, S., Schauer, M., Malezic, M., Jahnke, M. & Mauritz, K.-H. (1994). Quantitative analysis of rising from a chair in healthy and hemiparetic subjects. *Scandinavian Journal of Rehabilitation Medicine, 26*, 161 – 166.

Hildebrandt, H. & Schwendemann, G. (2001). Tonische und phasische Alertness – ein oder zwei rechtshemisphärische kortiko-subkortikale Netzwerke? *Aktuelle Neurologie, 28*, 219 – 227.

Hocherman, S. & Dickstein, R. (1984). Platform training and postural stability in hemiplegia. *Archives of Physical Medicine and Rehabilitation, 65*, 588 – 592.

Huber, W., Willmes, K., Poeck, K., Van Vleymen, B. & Deberdt, W. (1997). Piracetam as an adjuvant to language therapy for aphasia: a randomized double-blind placebo-controlled pilot study. *Archives of Physical Medicine and Rehabilitation, 78*, 245 – 250.

Jeannerod, M. & Biguer, B. (1987). The directional coding of reaching movements. A visuomotor conception of spatial neglect. In M. Jeannerod (Ed.), *Neurophysiological and neuropsychological aspects of spatial neglect.* (pp. 87 – 113). Amsterdam: North-Holland.

Kalra, L., Perez, I., Gupta, S. & Wittink, M. (1997). The influence of visual neglect on stroke rehabilitation. *Stroke, 28*(7), 1386 – 1391.

Karnath, H.-O. (1988). Deficits of attention in acute and recovered visual hemi-neglect. *Neuropsychologia, 26*, 27 – 43.

Karnath, H.-O. (1994). Subjective body orientation in neglect and the interactive contribution of necke muscle proprioceptive and vestibular stimulation. *Brain, 117*, 1001 – 1012.

Karnath, H.-O. (1997). Spatial orientation and the representation of space with parietal lobe lesions. *Philosophical Transactions of the Royal Society, London, B, B352*, 1411 – 1419.

Karnath, H.-O., Brötz, D. & Götz, A. (2001). Klinik, Ursache und Therapie der Pusher-Symptomatik. *Nervenarzt, 72*, 86 – 92.

Karnath, H.-O., Ferber, S. & Dichgans, J. (2000). The neural representation of postural control in humans. *PNAS, 97*(25), 13931 – 13936.

Katz, N., Hartman-Maeir, A., Ring, H. & Soroker, N. (1999). Functional disability and rehabilitation outcome in right hemisphere damaged patients with and without unilateral spatial neglect. *Archives of Physical Medicine and Rehabilitation, 80*, 379 – 384.

Kerkhoff, G. (1998). Rehabilitation of Visuospatial Cognition and Visual Exploration in Neglect: a Cross-over Study. *Restorative Neurology and Neuroscience, 12*, 27 – 40.

Kerkhoff, G. (1999). Neglect. In R. Götze & B. Höfer (Eds.), *Alltagsorientierte Therapie.* (pp. 102 – 110). Stuttgart: Thieme.

Kerkhoff, G. (2000). Multiple perceptual distortions and their modulation in patients with left visual neglect. *Neuropsychologia, 38,* 73 – 86.

Kerkhoff, G. (2001). Hemispatial neglect in man. *Progress in Neurobiology, 63,* 1 – 27.

Kerkhoff, G. (2003). Modulation and rehabilitation of spatial neglect by sensory stimulation. *Progress in Brain Research, 142,* 257 – 271.

Kerkhoff, G. (in Druck a). Anameseverfahren für Patienten mit Sehstörungen. Frankfurt/ Main: Swets Test Services.

Kerkhoff, G. (in Druck b). Ratgeber Neglect und assoziierte Störungen. Informationen für Betroffene und Angehörige. Göttingen: Hogrefe.

Kerkhoff, G., Artinger, F. & Ziegler, W. (1999). Contrasting spatial hearing deficits in hemianopia and spatial neglect. *NeuroReport, 10,* 3555 – 3560.

Kerkhoff, G., Heldmann, B., Struppler, A., Havel, P. & Jahn,T. (2001). The effects of magnetic stimulation and attentional cueing on tactile extinction. *Cortex, 37,* 719 – 723.

Kerkhoff, G., Schaub, J. & Zihl, J. (1990). Die Anamnese zerebral bedingter Sehstörungen. *Nervenarzt, 61,* 711 – 718.

Kerkhoff, G. & Schindler, I. (1997). Hemineglect versus Hemianopsie. Hinweise zur Differentialdiagnose. *Fortschritte der Neurologie und Psychiatrie, 65,* 278 – 289.

Kerkhoff, G., Keller, I., Ritter, V., Marquardt, C., Ziegler, W. & Goldenberg, G. (in print) Rehabilitation of spatial neglect by repetitive optokinetic stimulation.

Kerkhoff, G., Keller, I., Ritter, V., Marquardt, C., Ziegler, W. & Goldenberg, G. (in print) Optokinetic rehabilitation of multimodal neglect: a prospective, randomized treatment study.

Kessler, J., Weber, E. & Halber, M. (1995). *Kölner Neglect Test.* Frankfurt/Main: Swets Test Services.

Kinsbourne, M. (1993). Orientational bias model of unilateral neglect: evidence from attentional gradients within hemispace. In I. H. Robertson & J. Marshall (Eds.), *Unilateral neglect: clinical and experimental studies.* (pp. 63 – 86). Hove: LEA publishers.

Koehler, P.J., Endtz, L.J., Te Velde, J. & Hekster, R.E.M. (1986). Aware or non-aware. On the significance of awareness for the localizaion of the lesion responsible for homonymous hemianopia. *Journal of the Neurological Sciences, 75,* 255 – 262.

Loverro, J. & Reding, M. (1988). Bed orientation and rehabilitation outcome for patients with stroke and hemianopsia or visual neglect. *Journal of Neuro Rehabilitation, 2,* 147 – 150.

Mattingley, J.B., Bradshaw, J.A. & Bradshaw, N.C. (1994). Recovery from directional hypokinesia and bradykinesia in unilateral neglect. *Journal of Clinical and Experimental Neuropsychology, 16,* 861 – 876.

McIntosh, R.D., Rossetti, Y. & Milner, A.D. (2002). Prism adaptation improves chronic visual and haptic neglect: a single case study. *Cortex, 38,* 309 – 320.

Mesulam, M.-M. (1998). From sensation to cognition. *Brain, 121,* 1013 – 1052.

Milner, A.D. (1995). Cerebral correlates of visual awareness. *Neuropsychologia, 33,* 1117 – 1130.

Milner, A.D. & Harvey, M. (1995). Distortion of size perception in visuospatial neglect. *Current Biology, 5,* 85 – 89.

Mort, D. J., Malhotra, P., Mannan, S. K. Rorden, C., Paubakian, A., Kennard, C., Husain, M. (2003). The anatomy of usual neglect. *Brain, 126,* in Druck (online erschienen 23. Juni 2003).

Münssinger, U. & Kerkhoff, G. (1995). *Therapiematerial zur Behandlung visueller Explorationsstörungen bei homonymen Gesichtsfeldausfällen und visuellem Neglekt.* Dortmund: Borgmann.

Münssinger, U. & Kerkhoff, G. (2002). Verhalten im Raum. In G. Goldenberg, J. Pössl & W. Ziegler (Hrsg.), *Neuropsychologie im Alltag.* (S. 32 – 47). Stuttgart: Thieme.

Nico, D. (1999). Effectiveness of sensory stimulation on tactile extinction. *Experimental Brain Research, 127,* 75 – 82.

Ogden, J.A. (1985). Anterior-posterior interhemispheric differences in the loci of lesions producing visual hemineglect. *Brain and Cognition, 59 – 75.*

Payne, B.R., Lomber, S.G., Geeraerts, S., Van Der Gucht, E. & Vandenbussche, E. (1996). Reversible visual hemineglect. *Proceedings of The National Academy of Sciences of The United States of America, 93,* 290 – 294.

Pedersen, P.M., Wandel, A., Jorgensen, H.S., Nakayama, H., Raaschou, H.O. & Olsen, T.S. (1996). Ipsilateral pushing in stroke: incidence, relation to neuropsychological symptoms, and impact on rehabilitation. The Copenhagen stroke study. *Archives of Physical Medicine and Rehabilitation, 77,* 25 – 28.

Pérennou, D., Amblard, B., Benaim, C. & Pélissier, J. (2002). Head and trunk orientation of 'pusher' patients performing a dynamic balance task in the frontal plane [Abstract]. *3rd World Congress in Neurological Rehabilitation,* 320 – 320.

Pérennou, D., Mazibrada, G. Playford, D., Rothwell, J., Gresty, M., Greenwood, R. & Bronstein, A. (2002). Verticality perception in pusher patients: ipsi or contralesional bias? [Abstract]. *3rd World Congress in Neurological Rehabilitation,* 321 – 321.

Pérennou, D.A., Amblard, B., Leblond, C. & Pélissier, J. (1998). Biased postural vertical in humans with hemispheric cerebral lesions. Neuroscience Letters, 252, 75 – 78.

Pérennou, D.A., Leblond, C., Amblard, B., Micallef, J.P., Hérisson, C. & Pélissier, J.Y. (2001). Transcutaneous electric nerve stimulation reduces neglect-related postural instability after stroke. *Archives of Physical Medicine and Rehabilitation, 82,* 440 – 448

Pérennou, D.A., Leblond, C., Amblard, B., Micallef, J.P., Rouget, E. & Pélissier, J. (2000). The polymodal sensory cortex is crucial for controlling lateral postural stability: evidence from stroke patients. *Brain Research Bulletin, 53*(3), 359 – 365.

Posner, M.I. & Driver, J. (1992). The neurobiology of selective attention. *Current Biology, 2,* 165 – 169.

Posner, M.I., Walker, J.A., Friedrich, F.A. & Rafal, R.D. (1984). Effects of parietal injury on covert orienting of attention. *Journal of Neuroscience, 4,* 1863 – 1874.

Rizzolatti, G., Fadiga, L., Fogassi, L. & Gallese, V. (1997). The space around us. *Science, 277,* 190 – 191.

Robertson, I.H. (1999). Cognitive rehabilitation: attention and neglect. *Trends in Cognitive Sciences, 3*(10), 385-393.

Rode, G., Tiliket, C. & Boisson, D. (1997). Predominance of postural imbalance in left hemiparetic patients. *Scandinavian Journal of Rehabilitation Medicine, 29*(1), 11 – 16.

Rohlfs, B.P. (1999) *Erfahrungen mit dem Bobath-Konzept. Grundlagen, Behandlung, Fallbeispiele.* Stuttgart: Thieme.

Rossetti, Y., Rode, G., Pisella, L., Farné, A., Boisson, D. & Perenin, M.-T. (1998). Prism adaptation to a rightward optical deviation rehabilitates left hemispatial neglect. *Nature, 395,* 166 – 169.

Rossi, P.W., Kheyfets, S. & Reding, M.J. (1990). Fresnel prisms improve visual perception in stroke patients with homonymous hemianopia or unilateral visual neglect. *Neurology, 40,* 1597 – 1599.

Schindler, I. & Kerkhoff, G. (1997). Head and trunk orientation modulate visual neglect. *NeuroReport, 8,* 2681 – 2685.

Schindler, I., Kerkhoff, G., Karnath, H.-O., Keller, I. & Goldenberg, G. (2002). Neck muscle vibration induces lasting recovery in spatial neglect. *Journal of Neurology, Neurosurgery, and Psychiatry, 73,* 412 – 419.

Schwartz, A.S., Marchok, P.L., Kremers, J., Kreinick, C.J. & Flynn, R.E. (1979). The asymmetric lateralization of tactile extinction in patients wit unilateral cerebral dysfunction. *Brain, 102,* 669 – 684.

Smania, N., Martini, M.C., Gambina, G., Tomelleri, G., Palamara, A., Natale, E. & Marzi, C.A. (1998). The spatial distribution of visual attention in hemineglect and extinction patients. *Brain, 121,* 1759 – 1770.

Starkstein, S.E., Fedoroff, J.P., Price, T.R., Leiguarda, R. & Robinson, R.G. (1992). Anosognosia in patients with cerebrovascular lesions. *Stroke, 23,* 1446 – 1453.

Starkstein, S.E., Fedoroff, J.P., Price, T.R., Leiguarda, R. & Robinson, R.G. (1993). Neuropsychological deficits in patients with anosognosia. *Neuropsychiatry, Neuropsychology, and Behavioral Neurology, 6*(1), 43 – 48.

Sterzi, R., Bottini, G., Celani, M.G., Righetti, E., Lamassa, M., Ricci, S. & Vallar,G. (1993). Hemianopia, hemianaestesia, and hemiplegia after right and left hemisphere damage. A hemispheric difference. *Journal of Neurology Neurosurgery and Psychiatry, 56,* 308 – 310.

Stone, S.P., Wilson, B., Wroot, A., Halligan, P.W., Lange, L.S. & Marshall, J.C. (1991). The assessment of visuo-spatial neglect after acute stroke. *Journal of Neurology Neurosurgery and Psychiatry, 54,* 345 – 350.

Sturm,W. & Willmes, K. (2001). On the functional neuroanatomy of intrinsic and phasic alertness. *Neuroimage, 14,* S76 – S84.

96

Tanaka, H., Hachisuka, K. & Ogata, H. (1999). Sound lateralisation in patients with left or right cerebral hemispheric lesions: relation with unilateral visuospatial neglect. *Journal of Neurology, Neurosurgery, and Psychiatry, 67,* 481 – 486.

Tham, K. & Tegner, R. (1997). Video Feedback in the Rehabilitation of Patients with Unilateral Neglect. *Archives of Physical Medicine and Rehabilitation, 78*(4), 410 – 413.

Tilikete, C., Rode, G., Rossetti, Y., Pichon, J., Li, L. & Boisson, D. (2001). Prism adaptation to rightward optical deviation improves postural imbalance in left-hemiparetic patients. *Current Biology, 11,* 1 – 5.

Towle, D. & Lincoln, N.B. (1991). Use of the indented paragraph test with right hemisphere-damaged stroke patients. *British Journal of Clinical Psychology, 30,* 37 – 45.

Vallar, G. (1997). Spatial frames of reference and somatosensory processing: a neuropsychological perspective. *Philosophical Transactions of the Royal Society, London, B, B 352,* 1401 – 1409.

Vallar, G., Antonucci, G., Guariglia, C. & Pizzamiglio, L. (1993). Deficits of position sense, unilateral neglect, and optokinetic stimulation. *Neuropsychologia, 31,* 1191 – 1200.

Vallar, G., Guariglia, C. & Rusconi, M.L. (1997). Modulation of the Neglect Syndrome by Sensory Stimulation. In P. Thier & H.-O. Karnath (Eds.), *Parietal Lobe Contributions to Orientation in 3D Space.* (pp. 555 – 578). Berlin: Springer.

Vallar, G., Lobel, E., Galati, G., Berthoz, A., Pizzamiglio, L. & Le Bihan, D. (1999). A frontoparietal system for computing the egocentric spatial frame of reference in humans. *Experimental Brain Research, 124,* 281 – 286.

Vallar, G. & Perani, D. (1986). The anatomy of unilateral neglect after right hemisphere stroke lesions. A clinical/CT-scan correlation study in man. *Neuropsychologia, 24,* 609 – 622.

Vallar, G., Sandroni, P., Rusconi, M.L. & Barbieri, S. (1991). Hemianopia, hemianesthesia, and spatial neglect: a study with evoked potentials. *Neurology, 41*(12), 1918 – 1922.

Webster, J.S., Roades, L.A., Morrill, B., Rapport, L.J., Abadee, P.S., Sowa, M.V., Dutra, R. & Godlewski, M.C. (1995). Rightward orienting bias, wheelchair maneuvering and fall risk. *Archives of Physical Medicine and Rehabilitation, 76,* 924 – 928.

Wiart, L., Saintcome, A.B., Debelleix, X., Petit, H., Joseph, P.A., Mazaux, J.M. & Barat, M. (1997). Unilateral neglect syndrome rehabilitation by trunk rotation and scanning training. *Archives of Physical Medicine and Rehabilitation, 78 (4),* 424 – 429.

Wilson, B., Cockburn, J. & Halligan, P. (1987). Development of a behavioral test of visuospatial neglect. *Archives of Physical Medicine and Rehabilitation, 68,* 98 – 102.

Zane, M.D. & Goldman, H. (1966). Can response to double simultaneous stimulation be improved in hermiplegic patients? *Journal of Nervous and Mental Disease, 142,* 445 – 452.

Zarit, S.H. & Kahn, R.L. (1974). Impairment and adaptation in chronic disabilities: spatial inattention. *The Journal of Nervous and Mental Disease, 159,* 63 – 72.

Ziegler, W., Kerkhoff, G., Ten Cate, D., Artinger, F. & Zierdt, A. (2001). Spatial processing of spoken words in aphasia and in neglect. *Cortex, 37,* 754 – 756.

10 Anhang

Dokumentation von Herstellern, Geräten, Software, Tests, Fragebögen

(in alphabetischer Reihenfolge, alle Angaben ohne Gewähr)

Aufmerksamkeitstraining Aixtent: Phönix Software, Info: http://www.phnxsoft.com

Elex-Gerät zur Therapie der visuellen Lese- und Explorationsstörung: Prof. Dr. R. Meißen, Lohfeldstr. 18b, 52428 Jülich, Tel. 02461/ 54516; email: meissen@fh-aachen.de.

Geräte zur Nackenmuskelvibration: Novafon Schallwellengerät SK2, erhältlich in Sanitätshäusern.

Portables Vibrationsgerät zur Neglectbehandlung: Firma Benmark, Maximilianstr. 35 a, D-80539 München, Tel. 089/824218382, Fax: 089/ 24218200, www. vibraneck.de.

Prismen für die Prismenadaptation: Optique Peter, 79, rue Seint- Pierre de Vaise F-69009 Lyon, Frankreich. Tel. 0033/04784774, Fax 0033/ 0478836174. E-mail: optique.peter@wanadoo.fr. Alternativ können solche Prismen auch von Optiker-Fachgeschäften angefertigt werden; die Preise sind meist deutlich niedriger.

Kopfstützen, Sehschärfen- und Kontrasttests: Fronhäuser Medizintechnik GmbH, Hauptstr. 13, D-82008 München. Tel. 089/6655550.

Material für visuelles Explorationstraining:

1.) Münßinger , U. & Kerkhoff, G. (1995) Therapiematerial zur Behandlung visueller Explorationsstörungen bei homonymen Gesichtsfeldausfällen und visuellem Neglect. Borgmann Verlag, D-44139 Dortmund: Deutschland; Tel. 0231/12 80 08, Fax: 0213/12 56 40; Bestellnummer: 8534.

2.) Kerkhoff G: Eye Move: Therapiematerial zur visuellen Explorationsbehandlung mit Fotos von Alltagssituationen. Ca. 1000 Vorlagen mit 800 Alltagssituationen.

Neuropsychologische Neglecttests: Testzentrale, Göttingen Robert-Bosch-Breite 25, D-37079 Göttingen, Pf. 3751 D-37072 Göttingen; e-mail: testzentrale@hogrefe.de; http://www.testzentrale.de

Standplattformen zur Posturographieuntersuchung: Fa. Addon, Hr. Buder, addon@ikd.com; Fa. Zebris: Medizintechnik; Hintere Grabenstr. 26-30, D-72070 Tübingen, Tel. 07071/27003; Fax: 07071/ 27005.

TAP: Testbatterie zur Aufmerksamkeitsprüfung: Vera Fimm, Psychologische Testsysteme; In den Heimgärten 27; 52134 Herzogenrath. Tel.: 02407/918980 Fax: 02407/917153; email: fimm.psytest@t-online.de www.psytest-fimm.com.

Tens-Geräte: z. B.: BioMed Plus, B. Urbanowicz, Gartenweg 7, 63679 Schotten. Tel. 06044/4376; 0172/9387673. Viele Sanitätshäuser und Apotheken bieten inzwischen auch TENS-Geräte zum Verkauf oder Verleih an, die Preise variieren deutlich, so dass Preisvergleiche angebracht sind.

VS-Programm mit Optokinetik, räumlichem Feedback- und Neglect-Training u.a.m, Verlag Medcom, J. Schuster, Fritz-Lange-Str. 2, 81547 München, Tel/Fax. + 49 89/ 6514 435, e-mail: Med.Com@t-online.de; www.medcom.de .

Fragebogen für räumliche Störungen (FRS)
(Kerkhoff, in Druck a)

Idealerweise sollte dieser Fragebogen von einer Person bearbeitet werden, die den Patienten in möglichst vielen Alltagssituationen bereits beobachtet hat. Erfahrungsgemäß eignen sich hierfür besonders das Pflegepersonal, nahe Angehörige sowie Ergo- oder Physiotherapeuten. Dieser Fragebogen eignet sich auch dazu, den Therapieverlauf zu erfassen und zu dokumentieren. Bearbeitung: Jede einzelne Frage wird vom Beurteiler entsprechend dem 4-stufigen Bewertungsschema mit 0 bis 3 Punkten bewertet. Auswertung: Summe der Werte (von 0 bis 3) für die Items jeder Skala ermitteln und durch die Anzahl der Items pro Skala dividieren. Dies ergibt den mittleren Score für die einzelnen Subskalen. Die Kürzel am linken Rand des Bogens (SK 1, 2 ...) können als Variablennamen für eine statistische Auswertung von Fragebogendaten (z. B. in SPSS) verwendet werden.

	3 Punkte	2 Punkte	1 Punkt	0 Punkte
Selbsthilfe und Körperkontrolle	oft	manchmals	selten	nie

SK 1 1.1 Treten Probleme beim Ankleiden eines Pullovers auf? _____ ☐ ☐ ☐ ☐

Was wird verwechselt?

eine Körperhälfte wird weniger sorgfältig angekleidet

	vorne/hinten	oben/unten	innen/außen	unvollständig angezogen	braucht viel Zeit	
SK 2-7	☐ 2	☐ 3	☐ 4	☐ 5	☐ 6	☐ 7

SK 8 1.2 Vernachlässigt der Patinet die linke oder die rechte Körperhälfte
☐   ☐

SK 9	beim Waschen _____	☐	☐	☐	☐
SK 10	Rasieren _____	☐	☐	☐	☐
SK 11	Kämmen _____	☐	☐	☐	☐
SK 12	Schminken _____	☐	☐	☐	☐
SK 13	Essen _____	☐	☐	☐	☐

SK 14 1.3 Sitzt der Patient seitlich verdreht auf einem Stuhl oder im Rollstuhl? ___ ☐ ☐ ☐ ☐

SK 15 1.4 Sitzt der Patient seitlich verdreht oder zu weit entfernt vom Tisch? _____ ☐ ☐ ☐ ☐

Räumliche und zeitliche Orientierung

	oft	manchmal	selten	nie

RZ 1 2.1 Treten Probleme beim Zurechtfinden in neuer Umgebung auf? _____ ☐ ☐ ☐ ☐

RZ 2 2.2 Gibt es Probleme, wenn der Patient etwas auf dem Tisch sucht (z. B. die
Marmelade, einen Stift)? _____ ☐ ☐ ☐ ☐

RZ 3 2.3 Stößt der Patient an Türrahmen oder andere Hindernisse an? _____ ☐ ☐ ☐ ☐

Auf welcher Seite passiert dies? links   rechts   auf beiden Seiten

RZ 4 ☐ 1   ☐ 2   ☐ 3

RZ 5 2.4 Stößt der Patient mit dem Rollstuhl an Hindernisse an? ☐ ☐ ☐ ☐

Auf welcher Seite passiert dies? links   rechts   auf beiden Seiten

RZ 6 ☐ 1   ☐ 2   ☐ 3

RZ 7 2.5 Treten weitere Probleme beim Rollstuhlfahren auf? _____ ☐ ☐ ☐ ☐

beim Umdrehen und Rückwärtsfahren   Schrägstellen vor einem Tisch/zu einer Person   beides

RZ 8 ☐ 1   ☐ 2   ☐ 3

RZ 9 2.6 Übersieht der Patient Personen oder beachtet er sie nicht? _____ ☐ ☐ ☐ ☐

Auf welcher Seite passiert dies? links   rechts   auf beiden Seiten

RZ 10 ☐ 1   ☐ 2   ☐ 3

RZ 11 2.7 Treten Probleme auf beim Lesen eines Stadtplanes oder beim Ausfüllen
eines Formulares? _____ ☐ ☐ ☐ ☐

100

		3 Punkte	2 Punkte	1 Punkt	0 Punkte
		oft	manchmals	selten	nie

RZ 12 2.8 Kommt es vor, dass der Patient die Uhrzeit falsch abliest (auf einer Uhr mit Zeigern)? ☐ ☐ ☐ ☐

RZ 13 2.9 Treten Probleme beim Lesen des Therapiestundenplanes auf? ☐ ☐ ☐ ☐

RZ 14 2.10 Gibt es Probleme hinsichtlich des Zeitempfindens (Beispiel: 30 Minuten sind vergangen, dem Patienten kommt es aber viel länger oder kürzer vor)? ☐ ☐ ☐ ☐

RZ 15 2.11 Haben Sie den Eindruck, dass der Patient (im Gegensatz zu früher) „geistesabwesend" erscheint? ☐ ☐ ☐ ☐

RZ 16 2.12 Versteht der Patient Ortsbeschreibungen falsch (z. B. links oben im Schrank)? ☐ ☐ ☐ ☐

RZ 17 2.13 Kommt es vor, dass der Patient (z. B. während eines Gesprächs) an Ihnen vorbeischaut und keinen Blickkontakt herstellt? ☐ ☐ ☐ ☐

Häusliche Versorgung

	oft	manchmal	selten	nie

HV 1 3.1 Treten Probleme beim Einstellen der Herdplatte mit dem entsprechenden Schalter auf? ☐ ☐ ☐ ☐

HV 2 3.2 Treten Probleme beim Abmessen von Mengen auf (z. B. Mehl oder Kaffeepulver)? ☐ ☐ ☐ ☐

HV 3 3.3 Werden beim Tischdecken Teile falsch nebeneinander gelegt (z. B. Messer zu einem Teller)? ☐ ☐ ☐ ☐

HV 4 3.4 Treten Probleme beim Zusammenfalten von Gegenständen auf (z. B. Breif, Serviette, Decke, Pullover)? ☐ ☐ ☐ ☐

Greifen und Entfernungen abschätzen

	oft	manchmal	selten	nie

GE 1 4.1 Greift der Patient bei Türklinken oder nach einer Tasse vorbei? ☐ ☐ ☐ ☐

GE 2 4.2 Werden Gegenstände umgestoßen, wenn der Patient nach ihnen greift? ☐ ☐ ☐ ☐

GE 3 4.3 Werden Objekte manchmal zu kurz oder zu weit von der Tischplatte entfernt abgestellt? ☐ ☐ ☐ ☐

GE 4 4.4 Werden Entfernungen (z. B. bei Treppenstufen, einem Schild) falsch eingeschätzt? ☐ ☐ ☐ ☐

Einsicht

	oft	manchmal	selten	nie

E 1 5.1 Kommt es vor, dass der Patient seine Probleme nicht bemerkt? ☐ ☐ ☐ ☐

E 2 5.2 Leugnet er die Probleme ab? ☐ ☐ ☐ ☐

E 3 5.3 Misst er den Problmene Ihrer Ansicht nach keine/zu wenig Bedeutung bei? ☐ ☐ ☐ ☐

Geben Sie bitte den ausgefüllten Bogen an Ihre(n) Therapeut(in).................................. zurück. Danke!

Items der Postural Assessment Scale for Stroke Patients zur Untersuchung der Posturalen Imbalance bei hemiparetischen Patienten (PASS von Benaim et al. 1999; Übersetzung vom Autor)

Halten einer Körperposition (Items 1-5)	Bewertungsrichtlinien
1. Sitzen ohne Hilfe (Pt. sitzt an der Kante einer 50 cm hohen Liege, Füße berühren den Boden)	0: Sitzen unmöglich; 1: Sitzen möglich mit wenig Hilfe (z.B. eine Hand); 2: kann mindestens 10 sec ohne Hilfe sitzen; 3: kann 5 min ohne Hilfe sitzen
2. Stehen mit Hilfe (Fußposition frei)	0: kann nicht stehen, auch mit Hilfe nicht; 1: kann mit Hilfe zweier Personen stehen; 2: kann mit geringer Hilfe einer Person stehen; 3: kann mit Hilfe einer Hand stehen
3. Stehen ohne Hilfe (Fußposition frei)	0: kann nicht ohne Hilfe stehen; 1: kann ohne Hilfe 10 sec lang stehen oder belastet stark ein Bein; 2: kann ohne Hilfe 1 min stehen oder steht leicht asymmetrisch; 3: kann ohne Hilfe 1 min stehen und gleichzeitig Armbewegungen oberhalb der Schulter durchführen
4. Stehen auf dem nichtparetischen Bein (keine Einschränkungen)	0: kann nicht auf gesundem Bein stehen; 1: kann auf dem gesundem Bein einige Sekunden lang sehen; 2: kann auf gesundem Bein >5 sec stehen; 3: kann auf gesundem Bein >10 sec stehen
5. Stehen auf dem paretischen Bein (keine Einschränkungen)	Bewertung wie Item 4
Wechseln einer Körperposition (Items 6-12)	
6. Vom Liegen zur betroffenen Seite lateral (Items 6 – 11: Pt. benutzt eine etwa 50 cm hohe Bobathliege)	Bewertung der Items 6 – 12 in identischer Weise: 0: kann die Handlung nicht ausführen; 1: kann die Handlung mit großer Hilfe ausführen; 2: kann die Handlung mit wenig Hilfe ausführen; 3: kann die Handlung ohne Hilfe durchführen
7. Vom Liegen zur intakten Seite lateral	
8. Vom Liegen zum Sitzen auf einer Liege	
9. Vom Sitzen auf der Kante einer Liege zum Liegen	
10. Vom Sitzen zum Stehen (ohne Hilfe)	
11. Vom Stehen zum Sitzen (ohne Hilfe)	
12. Stehend, einen Bleistift vom Boden aufheben (ohne Hilfe)	

Items der Standardisierten Pusher Skala von Karnath et al. (2001)

Befundbogen

Klinische Skala für Contraversive Pusher-Symptomatik (SCP)

Name _____ Geburts-Datum _____ Station _____

Unters.-Datum _____ Diagnose _____

Beh. Arzt _____ Beh. PT _____

(A) **Spontan eingenommene Körperposition**	Sitzen	Stehen
Wert 1 = Ausgeprägte Lateralneigung mit Fallen	☐	☐
Wert 0.75 = Ausgeprägte Lateralneigung ohne Fallen	☐	☐
Wert 0.25 = Geringe Lateralneigung ohne Falltendenz	☐	☐
Wert 0 = Unauffällig	☐	☐

Total (Max.=2): _____

(B) **Einsatz der nicht-gelähmten Extremitäten (Abduktion & Extension)**	Sitzen	Stehen
Wert 1 = Bereits spontan in Ruhe	☐	☐
Wert 0.5 = Erst beim Positionswechsel (z.B. beim Umsetzen vom Bett in den Rollstuhl)	☐	☐
Wert 0 = Unauffällig	☐	☐

Total (Max.=2): _____

(C) **Verhalten bei passiver Korrektur***		
Wert 1 = Auftreten von Widerstand	☐	☐
Wert 0 = Kein Auftreten von Widerstand	☐	☐

Total (Max.=2): _____

---

* Der Untersucher führt den Patient mit einer Hand am Brustbein und der anderen Hand am Rücken in Höhe der Brustwirbelsäule. Die Instruktion an den Patienten lautet: „Ich bewege Sie seitlich, lassen Sie diese Bewegung bitte zu."

Fragebogen zur Bewertung der Unawareness für eine Hemiparese oder einen Gesichtsfeldausfall

(adaptiert nach Starkstein et al, 1992)

Awareness-Fragen zur Hemiparese und Hemianopsie

1. Warum sind Sie hier?
2. Was ist los mit Ihnen?
3. Stimmt irgendetwas nicht mit Ihrem linken oder rechten Arm?
4. Stimmt irgendetwas nicht mit Ihrem Sehen?
5. Ist Ihr Bein/Arm schwach, gelähmt oder taub?
6. Wie fühlt sich Ihr Bein/Arm an?

Wenn Leugnung bei einer der Fragen auftritt, wird folgendermaßen weitergefragt:

7. Untersucher nimmt den Arm/Bein des Patienten und fragt: Was ist das?
8. Können Sie den Arm/das Bein anheben?
9. Sie haben Schwierigkeiten damit oder nicht?
10. Untersucher fordert den Patienten auf, beide Arme/Beine zu heben, und fragt dann: Können Sie nicht sehen, dass beide nicht auf gleicher Höhe (Position) sind?
11. Untersucher bittet Patienten, auf Fingerbewegungen des Untersuchers im blinden und sehenden Bereich des Patienten zu achten, und fragt: Sehen Sie nicht, dass Sie ein Sehproblem haben?

Bewertung:

0 - Patient berichtet spontan oder nach einer allgemeinen Frage das Defizit.

1- Störung wird erst nach spezifischer Frage über die Schwäche des Armes oder Beines angegeben.

2- Störung wird erst nach direkter Demonstration des Defizits angegeben.

3- Patient leugnet Störung unter allen Bedingungen.

Score: _____ **Hemiparese** _____ **Gesichtsfeldausfall**

Alphabetisches Glossar und
Definitionen wichtiger Begriffe

Allästhesie: Fehllokalisation eines sensorischen Reizes, meist auf die ipsiläsionale Seite, obwohl der Reiz kontraläsional dargeboten wurde

Amblyopie: im Zusammenhang mit Gesichtsfeldausfällen Sehbereiche mit beeinträchtigten Sehfunktionen, die aber nicht völlig blind sind

Amplitude: Größe einer Blick- oder Greifbewegung

Anosodiaphorie: weniger ausgeprägte Form von Anosognosie

Anosmie: Störung des Riechens

Anosognosie: Fehlende Wahrnehmung der eigenen Erkrankung (Symnonym: Unawareness, s. a. Awareness)

AOT: Alltagsorientierte Therapie = Behandlung neuropsychologischer Störungen direkt in Alltagssituationen

Apraxie: Beeinträchtigung der Imitation von Bewegungen sowie der Durchführung alltäglicher Handlungen

ATL: Aktivitäten des täglichen Lebens, hier sind speziell ATLs für den Neglectbereich (Ankleiden, Waschen, Essen, Transfers vom Rollstuhl) gemeint

Audiometrie: separate Hörprüfung beider Ohren mittels einer Darbietung reiner Töne, deren Frequenzbereich und Lautstärke variiert werden (s. a. Audiogramm)

Audiogramm: Ergebnis einer Hörprüfung in Form einer Hörkurve, in der die Empfindlichkeit auf der y-Achse und die Frequenz auf der x-Achse dargestellt sind

Augenfolgebewegungen: glatte Bewegungen der Augen beim Verfolgen bewegter Objekte; dienen der Stabilisierung des Bildes auf der Netzhaut

Awareness: Störungseinsicht und die Fähigkeiten, die eigene Erkrankung wahrzunehmen und deren Konsequenzen einzuschätzen (Gegenteil: Unawareness)

Center of Gravity/Center of Pressure: geometrischer Schwerpunkt der Gewichtsverteilung beim Stehen auf einer Standmessplattform

Cueing: Aufmerksamkeitslenkung eines Neglectpatienten zur vernachlässigten Seite

Dezibel (dB): physikalische Einheit für den Schalldruck

DSS: Doppelsimultanstimulation: Verfahren zur Testung der Extinktion

fMRT (funktionale Magnetresonanztomographie): Verfahren zur dynamischen Messung von Aktivierungsveränderungen in Hirnregionen

Forced-Use-Training: Therapieverfahren zur Behandlung einer Halbseitenlähmung, bei dem der gesunde Arm nicht benutzt werden darf, um den gelähmten Arm „zwangsläufig" mehr einzusetzen

Funktionales Gesichtsfeld: Sehbereich, in dem innerhalb einer Fixation ein Objekt unter vielen anderen Objekten wahrgenommen werden kann

Fresnelprismen: dünne, bewegliche Plastikfolien, die auf ein Brillenglas geklebt werden und den Blick um einen definierten Sehwinkel ablenken

Fovea: zentraler Gesichtsfeldbereich (1° Durchmesser) mit der höchsten Sehschärfe

Gesichtsfeld: Bereich, in dem eine Person bei unbewegtem Auge einen visuellen Reiz entdecken kann

Gesichtsfeldausfall: völliger Ausfall aller Sehleistungen in einem bestimmten Sektor des Gesichtsfeldes

Gesichtsfeldstörung: völliger oder parzieller Ausfall mancher Wahrnehmungsleistungen (z. B. Farb-, Formerkennung) bei relativ intakten anderen Sehleistungen in einem bestimmten Gesichtsfeldbereich (z. B. Lichtwahrnehmung)

Hemibrillen: halbseitig abgedeckte („verblindete") Brillen zum Ausschluss visueller Stimulation in einer Gesichtsfeldhälfte (hier: zur Neglectbehandlung)

Hemianopsie: Halbseitenblindheit

Hemiamblyopie: Verlust der Farb- und Formwahrnehmung bei relativ intakter Lichtwahrnehmung in einem Halbfeld

Hemianästhesie: elementare Sensibilitätsstörung auf der kontraläsionalen Körperhälfte, bei der der Patient Berührungs-, Temperatur- und/oder Schmerzreize nicht wahrnimmt oder falsch lokalisiert

Hemiparese/Hemiplegie: Parzielle/völlige Lähmung einer Körperhälfte aufgrund einer einseitigen Hirnschädigung

Ipsi-/kontraläsional: zur Seite der geschädigten Hirnhälfte hin/zu der der geschädigten Hirnhälfte gegenüberliegenden Seite hin

Konjugierte Blickabweichung: längerfristige Verschiebung der Ruheposition beider Augen zur geschädigten Hemisphäre hin (bes. in der Akutphase)

Läsion: Hirnschädigung

Mediainfarkt: Infarkt im Gebiet der mittleren Hirnarterie

MRT (**M**agnet**r**esonanz**t**omographie): Verfahren zur strukturellen Darstellung der Hirnanatomie und krankhafter Prozesse

Neglectdyslexie: Lesestörung infolge eines Neglects, die vor allem drei Fehlertypen beinhaltet: Auslassungen und Ersetzungen von Worten oder Silben sowie Probleme beim Zeilensprung mit einem Auslassen ganzer Zeilen

Nystagmus: „Augenzittern", unruhige Augenposition

Olfaktorisch: das Riechen betreffend

Optotypen: Sehschärfenzeichen, meistens Zahlen oder Buchstaben

Optokinetik: visuelle Bewegung zahlreicher Punkte in die gleiche Richtung (hier: zur Neglecttherapie)

Outcome: Behandlungsergebnis eines Patienten nach der Rehabilitation

Perimetrie: Verfahren zur automatischen oder manuellen Gesichtsfeldprüfung an einem halbkugelartigen Gerät

Perseveratorisch: wiederholtes Absuchen derselben Raumpositionen durch Augenbewegungen, ohne neue Raumsektoren abzusuchen; im übertragenen Sinne meint perseveratorisch das wiederholte Ausprobieren (unwirksamer) Strategien bei Alltagshandlungen, ohne neue Strategien zu generieren und auszuprobieren

PET (**P**ositronenemissions**t**omographie): Verfahren zur Messung der regionalen Hirndurchblutung mittels Gabe radioaktiv markierter Substanzen

Postchiasmatisch: wörtlich: hinter der Sehnervenkreuzung liegend

Posteriorinfarkt: Infarkt im Stromgebiet der hinteren Hirnarterie

Posturographie: Messapparatur, die aus einer rechteckigen Platte mit Kraftaufnehmern besteht, welche die Gewichtsverteilung einer Person im Stehen/ Sitzen auf dieser Plattform erfasst

Posturale Imbalance (PI): asymmetrische Körperhaltung von hemiparetischen Patienten mit einer unilateralen Hirnschädigung beim Sitzen/Stehen; der Körperschwerpunkt ist meist deutlich nach ipsiläsional verschoben

Quadrantenanopsie: Gesichtfeldausfall, bei dem ein „Viertel" des Gesichtsfeldes blind ist

Reliabilität: Messgenauigkeit eines Untersuchungsverfahrens

Repräsentationaler Neglect: Vernachlässigung einer Raumhälfte in der Vorstellung visueller Szenen

OKS (**O**ptokinetische **S**timulationstherapie): Verfahren zur Behandlung des Neglects durch wiederholte Darbietung bewegter Reizmuster, um Augenfolgebewegungen und eventuell einen optokinetischen Nystagmus auszulösen

Sakkaden: rasche, ruckartige Augenbewegungen, die willentlich kontrollierbar sind

SEP (**S**omatosensibel **e**vozierte **P**otentiale): Verfahren zur Prüfung der Leitungsfähigkeit im somatosensiblen System von der Haut bis zum somatosensorischen Kortex

Skotom: Gesichtsfeldausfall/-störung

Tapping: rasches Klopfen (z. B. mit dem Finger) auf eine Unterlage (hier: im Rahmen der Limb-Activation-Therapie)

TENS (**T**ranselektroneurale **S**timulation): Reizstrombehandlung mit niedervoltigen Strömen, häufig eingesetzt zur Muskelentspannung, hier: Verfahren zur Behandlung des Neglects und der Posturalen Imbalance

Transkranielle Magnetstimulation (TMS): physiologisches Verfahren zur Überprüfung der Intaktheit der motorischen Pyramidenbahn; teilweise auch eingesetzt zur kurzfristigen Deaktivierung bestimmter Kortexreaktionen.

Total Sway Area: gesamter Schwankungsbereich des Körperschwerpunktes bei der Messung auf einer Standplattform

Validität: Gültigkeit eines Untersuchungsverfahrens

VEP (**V**isuell **e**vozierte **P**otentiale): Untersuchungsverfahren zur Prüfung der Leitungsfähigkeit von Netzhaut, Sehnerv und visuellem Kortex

Visus/Sehschärfe: kleinstes räumliches Auflösungsvermögen für visuelle Symbole, dies wird mit Optotypen gemessen

Visuelle Exploration: Fähigkeit zum Absuchen des Raumes durch koordinierte Augen- und Kopfbewegungen

Wernicke-Aphasie: erworbene Sprachstörung mit beeinträchtigtem Sprachverständnis als Leitsymptom

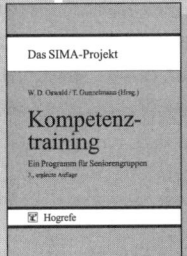
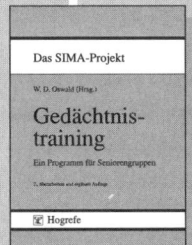
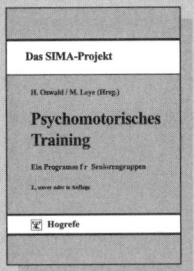
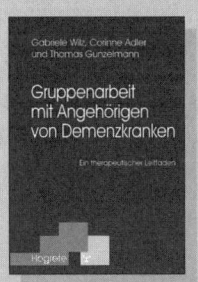
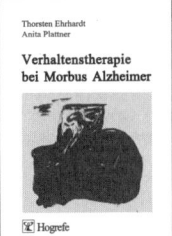
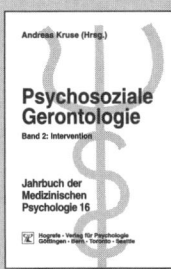

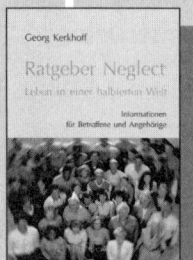
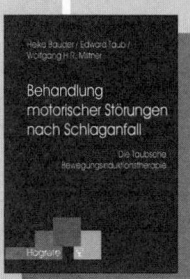